ΟΔΗΓΟΣ ΓΙΑ ΤΟΝ ΑΣΘΕΝΗ ΜΕ ΛΑΡΥΓΓΕΚΤΟΜΗ

The Laryngectomee Guide Greek Edition

Itzhak Brook, MD, MSc

Επίβλεψη – Επιμέλεια

- Αμάντα Ψυρρή

  Καθηγήτρια Παθολογικής Ογκολογίας, Ε.Κ.Π.Α.

- Βασίλειος Κουλουλίας

  Καθηγητής Ακτινοθεραπευτικής Ογκολογίας, Ε.Κ.Π.Α.

- Ουρανία Νικολάτου-Γαλίτη

  Στοματολόγος – Καθηγήτρια Οδοντιατρικής, Ε.Κ.Π.Α.

- Ευάγγελος Γιωτάκης

  Επιμελητής Β΄ Ε.Σ.Υ., Α΄ Ω.Ρ.Λ. Κλινική Ε.Κ.Π.Α.

- Χρήστος Περισανίδης

  Καθηγητής Στοματικής και Γναθοπροσωπικής Χειρουργικής, Ε.Κ.Π.Α.

- Μιλτιάδης Τριχάς

  Ακτινοθεραπευτής Ογκολόγος

Μετάφραση – Επιμέλεια

- Γεώργιος Χρυσοβιτσιώτης

  Ωτορινολαρυγγολόγος – Χειρουργός Κεφαλής και Τραχήλου

- Ευθύμιος Κυροδήμος

  Επίκουρος Καθηγητής Ωτορινολαρυγγολογίας – Χειρουργικής Κεφαλής και Τραχήλου, Ε.Κ.Π.Α

ΠΙΝΑΚΑΣ ΠΕΡΙΕΧΟΜΕΝΩΝ

Αφιέρωση συγγραφέα

Το βιβλίο αυτό αφιερώνεται στους λαρυγγεκτομηθέντες και σε όσους τους παρέχουν φροντίδα, για το κουράγιο και την επιμονή τους.

Αναγνώριση συγγραφέα

«Είμαι ευγνώμων στις Joyce Reback Brook και Carole Kaminsky για την εκδοτική τους βοήθεια»

Ρήτρα αποποίησης ευθύνης

Ο Δρ. Μπρουκ δεν είναι ειδικός στην Ωτορινολαρυγγολογία – Χειρουργική Κεφαλής και Τραχήλου. Ο παρών οδηγός δεν υποκαθιστά την ιατρική φροντίδα των επαγγελματιών υγείας.

Οι φωτογραφίες 1, 2 και 3, οι εικόνες 1-5 και το εξώφυλλο εκδόθηκαν με την άδεια της Atos MedicalInc. (Atos Medical AB, Kraftgatan 8, 242 35 Hörby, Sweden)

ΕΙΣΑΓΩΓΗ

Είμαι ένας ιατρός που έγινε λαρυγγεκτομηθείς το 2008. Διαγνώστηκα με καρκίνο του λάρυγγα το 2006 και αντιμετωπίστηκα αρχικά με ακτινοθεραπεία. Ερχόμενος αντιμέτωπος με υποτροπή δύο χρόνια αργότερα, οι ιατροί μου συνέστησαν την ολική λαρυγγεκτομή, ως την καλύτερη επιλογή για την εξάλειψη του καρκίνου. Καθώς γράφω αυτά, έχουν περάσει πάνω από πέντε χρόνια από την επέμβαση μου, χωρίς κανένα σημείο υποτροπής.

Αφού έγινα λαρυγγεκτομηθείς, συνειδητοποίησα το μέγεθος των προκλήσεων που αντιμετωπίζουν νέοι λαρυγγεκτομηθέντες, καθώς μαθαίνουν να φροντίζουν τους εαυτούς τους. Για να ξεπεραστούν αυτές οι προκλήσεις, χρειάζεται κανείς να αποκτήσει νέες τεχνικές για τη φροντίδα του αεραγωγού, το χειρισμό των μακροχρόνιων ανεπιθύμητων ενεργειών της ακτινοθεραπείας και των άλλων θεραπειών, τη ζωή με τα αποτελέσματα των χειρουργικών επεμβάσεων, την αντιμετώπιση των αβεβαιοτήτων για το μέλλον και την πάλη με τα ψυχολογικά, κοινωνικά, ιατρικά και οδοντιατρικά ζητήματα. Έμαθα επίσης τις δυσκολίες της ζωής, ως επιζών από καρκίνο κεφαλής και τραχήλου. Αυτός ο καρκίνος και η αντιμετώπισή του επηρεάζουν κάποιες από τις πιο βασικές ανθρώπινες λειτουργίες, την επικοινωνία, τη θρέψη και την κοινωνική αλληλεπίδραση.

Καθώς μάθαινα βαθμιαία να αντεπεξέρχομαι στη ζωή μου ως λαρυγγεκτομηθείς, συνειδητοποίησα πως οι λύσεις σε πολλά προβλήματα δε βασίζονται μόνο στην ιατρική και την επιστήμη αλλά και στην πείρα, σε συνδυασμό με τη δοκιμή και το σφάλμα. Επίσης, αντιλήφθηκα πως ό,τι δουλεύει για ένα άτομο, μπορεί να μην είναι πάντα αποτελεσματικό για ένα άλλο. Επειδή το ιατρικό ιστορικό, η ανατομία και η προσωπικότητα κάθε ατόμου διαφέρουν, θα είναι διαφορετικές και κάποιες από τις λύσεις. Ωστόσο, κάποιες γενικές αρχές αντιμετώπισης είναι βοηθητικές για τους περισσότερους λαρυγγεκτομηθέντες. Ήμουν αρκετά τυχερός ώστε να επωφεληθώ από τους ιατρούς μου, τους λογοθεραπευτές αλλά και άλλους λαρυγγεκτομηθέντες, καθώς μάθαινα πως να φροντίζω τον εαυτό μου και να ξεπερνώ τις αναρίθμητες καθημερινές προκλήσεις.

Σταδιακά κατάλαβα πως οι νέοι λαρυγγεκτομηθέντες- και ακόμη και οι έμπειροι - πιθανώς θα βελτίωναν την ποιότητα της ζωής τους, μαθαίνοντας πως να φροντίζουν καλύτερα τους εαυτούς τους. Γι' αυτό το σκοπό δημιούργησα μια ιστοσελίδα(http://dribrook.blogspot.com/), ώστε να βοηθήσω τους λαρυγγεκτομηθέντες και άλλα άτομα με καρκίνο κεφαλής και τραχήλου. Η σελίδα ασχολείται με ιατρικά, οδοντιατρικά και ψυχολογικά ζητήματα και επίσης περιέχει συνδέσμους για βίντεο, σχετικά με τον επείγοντα αερισμό και άλλες ενημερωτικές ομιλίες.

Αυτός ο πρακτικός οδηγός βασίζεται στην ιστοσελίδα μου και έχει ως στόχο την παροχή χρήσιμων πληροφοριών, οι οποίες μπορούν να βοηθήσουν τους λαρυγγεκτομηθέντες και τους φροντιστές τους στην αντιμετώπιση ιατρικών, οδοντιατρικών και ψυχολογικών ζητημάτων. Ο οδηγός περιέχει πληροφορίες για τις ανεπιθύμητες ενέργειες της ακτινοθεραπείας και της χημειοθεραπείας, για τις μεθόδους ομιλίας μετά τη λαρυγγεκτομή, για τη φροντίδα του αεραγωγού, της τραχειοστομίας, τα φίλτρα ανταλλαγής θερμότητας και υγρασίας και τις φωνητικές προθέσεις. Επιπροσθέτως, ασχολούμαι με ζητήματα σίτισης και κατάποσης, ιατρικές, οδοντιατρικές και ψυχολογικές ανησυχίες, την αναπνοή και την αναισθησία, καθώς και το να ταξιδεύει κανείς ως λαρυγγεκτομηθείς.

Αυτός ο οδηγός δεν υποκαθιστά την επαγγελματική ιατρική φροντίδα, αλλά ελπίζω πως θα είναι χρήσιμος για τους λαρυγγεκτομηθέντες και τους φροντιστές τους, στη διαχείριση των ζωών τους και των προκλήσεων με τις οποίες θα έρθουν αντιμέτωποι.

ΚΕΦΑΛΑΙΟ 1:

Διάγνωση και αντιμετώπιση του καρκίνου του λάρυγγα

Σύνοψη

Ο καρκίνος του λάρυγγα επηρεάζει τη συσκευή της φώνησης. Καρκίνοι που αρχίζουν από το λάρυγγα ονομάζονται λαρυγγικοί καρκίνοι. Οι καρκίνοι του υποφάρυγγα ονομάζονται υποφαρυγγικοί καρκίνοι [Ο υποφάρυγγας είναι το τμήμα εκείνο του λαιμού (φάρυγγας) που βρίσκεται όπισθεν και στα πλάγια του λάρυγγα]. Αυτοί οι καρκίνοι βρίσκονται πολύ κοντά ο ένας με τον άλλο. Οι αρχές αντιμετώπισης και των δύο είναι παρόμοιες και μπορεί να περιλαμβάνουν τη λαρυγγεκτομή. Παρόλο που η συζήτηση παρακάτω αφορά στο λαρυγγικό καρκίνο, είναι γενικά εφαρμόσιμη και στον υποφαρυγγικό καρκίνο.

Ο λαρυγγικός καρκίνος συμβαίνει όταν κακοήθη κύτταρα εμφανίζονται στο λάρυγγα. Ο λάρυγγας περιέχει τις φωνητικές χορδές (ή πτυχές), οι οποίες δονούμενες παράγουν ήχους που δημιουργούν φωνή, καθώς οι δονήσεις αντηχούν στο φάρυγγα, το στόμα και τη μύτη.

Ο λάρυγγας διαιρείται σε τρεις ανατομικές περιοχές: τη γλωττίδα (στο μέσο του λάρυγγα που περιλαμβάνει τις φωνητικές χορδές), την υπεργλωττιδική μοίρα (το ανώτερο τμήμα που περιλαμβάνει την επιγλωττίδα, τους αρυταινοειδείς χόνδρους, τις αρυταινοεπιγλωττιδικές πτυχές και τις νόθες φωνητικές χορδές) και την υπογλωττιδική μοίρα (το κατώτερο τμήμα του λάρυγγα). Ενώ ο καρκίνος μπορεί να αναπτυχθεί σε οποιοδήποτε τμήμα του λάρυγγα, οι περισσότεροι λαρυγγικοί καρκίνοι προέρχονται από τη γλωττίδα. Οι υπεργλωττιδικοί καρκίνοι είναι λιγότερο κοινοί και οι υπογλωττιδικοί όγκοι είναι οι σπανιότεροι.

Ο λαρυγγικός και ο υποφαρυγγικός καρκίνος μπορούν να εξαπλωθούν με άμεση επέκταση στις γειτονικές δομές, με μετάσταση στους επιχώριους τραχηλικούς λεμφαδένες ή πιο απομακρυσμένα, διαμέσου της αιματικής κυκλοφορίας σε άλλες εντοπίσεις στο σώμα. Οι απομακρυσμένες μεταστάσεις στους πνεύμονες και το ήπαρ είναι οι πιο κοινές. Τα καρκινώματα από πλακώδη κύτταρα αποτελούν το 90-95% του λαρυγγικού και υποφαρυγγικού καρκίνου.

Το κάπνισμα και η σοβαρή κατανάλωση οινοπνεύματος είναι οι κυριότεροι παράγοντες κινδύνου για εμφάνιση λαρυγγικού καρκίνου. Η έκθεση στον ιό των ανθρωπίνων θηλωμάτων (HumanPapillomaVirus, HPV) έχει συσχετιστεί, κυρίως με τον καρκίνο του στοματοφάρυγγα και σε μικρότερο βαθμό με το λαρυγγικό και τον υποφαρυγγικό καρκίνο.

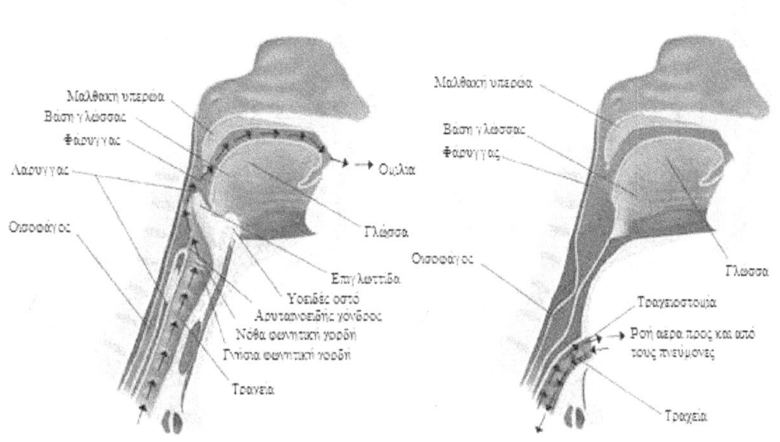

Εικόνα 1: Η ανατομία πριν και μετά τη λαρυγγεκτομή

Το κάπνισμα και η σοβαρή κατανάλωση οινοπνεύματος είναι οι κυριότεροι παράγοντες κινδύνου για εμφάνιση λαρυγγικού καρκίνου. Η έκθεση στον ιό των ανθρωπίνων θηλωμάτων (HumanPapillomaVirus, HPV) έχει συσχετιστεί,κυρίως με τον καρκίνο του στοματοφάρυγγα και σε μικρότερο βαθμό με το λαρυγγικό και τον υποφαρυγγικό καρκίνο.

Υπάρχουν περίπου 50.000 με 60.000 λαρυγγεκτομηθέντες στις Η.Π.Α.. Σύμφωνα με τα Surveillance Epidemiology and EndResults (SEER) του Εθνικού Ινστιτούτου Καρκίνου (National Cancer Institute), υπολογίζεται πως 12.250 άνδρες και γυναίκες διαγιγνώσκονται με καρκίνο του λάρυγγα κάθε χρόνο. Ο αριθμός των νέων λαρυγγεκτομηθέντων μειώνεται, κυρίως επειδή λιγότεροι άνθρωποι καπνίζουν και διότι νεότερες θεραπευτικές μέθοδοι μπορούν να συμβάλουν στη διατήρηση του λάρυγγα.

Διάγνωση

Τα συμπτώματα και τα σημεία του λαρυγγικού καρκίνου περιλαμβάνουν:

- Ανώμαλους (συρίττοντες) αναπνευστικούς ήχους
- Χρόνιο βήχα (με ή χωρίς αίμα)
- Δυσκαταποσία
- Αίσθηση φαρυγγικού κόμβου
- Βράγχος φωνής που δε βελτιώνεται σε 1-2 εβδομάδες
- Πόνος στον τράχηλο και το αυτί
- Φαρυγγοδυνία που δε βελτιώνεται σε 1-2 εβδομάδες, ακόμη και με αντιβιοτικά
- Οιδήματα ή διογκώσεις στον τράχηλο
- Απώλεια βάρους χωρίς προσπάθεια

Τα συμπτώματα που σχετίζονται με το λαρυγγικό καρκίνο εξαρτώνται από την εντόπισή του. Ένα επίμονο βράγχος φωνής μπορεί να είναι το αρχικό σύμπτωμα σε καρκίνους της γλωττίδας. Όψιμα συμπτώματα μπορεί να περιλαμβάνουν δυσκαταποσία, ωταλγία, χρόνιο και κάποιες φορές αιματηρό βήχα και βράγχος φωνής. Οι υπεργλωττιδικοί καρκίνοι συχνά διαγιγνώσκονται όταν προκαλούν απόφραξη του αεραγωγού ή ψηλαφητούς μεταστατικούς λεμφαδένες.

Οι πρωτοπαθείς υπογλωττιδικοί όγκοι παρουσιάζονται τυπικά με βράγχος φωνής ή συμπτώματα δυσκολίας στην αναπνοή και την άσκηση.

Δεν υπάρχει μία, μοναδική εξέταση η οποία να μπορεί να διαγνώσει με ακρίβεια τον καρκίνο. Η πλήρης αξιολόγηση ενός ασθενούς, γενικά, προϋποθέτει τη διεξοδική λήψη ιστορικού και τη φυσική εξέταση, μαζί με διαγνωστικές εξετάσεις. Απαιτούνται πολλές εξετάσεις για να καθοριστεί το εάν ένα άτομο έχει καρκίνο ή εάν μια άλλη πάθηση (όπως μια λοίμωξη), μιμείται τα συμπτώματα του καρκίνου.

Χρησιμοποιούνται αποτελεσματικές διαγνωστικές δοκιμασίες για να επιβεβαιωθεί ή να αποκλειστεί η παρουσία καρκίνου, να παρακολουθηθεί η πρόοδός του και να σχεδιαστεί και να αξιολογηθεί η αποτελεσματικότητα της θεραπείας. Σε ορισμένες περιπτώσεις, είναι απαραίτητο να διενεργηθούν επαναληπτικές εξετάσεις εάν η κατάσταση ενός ατόμου αλλάξει, εάν ένα δείγμα που συλλέχθηκε δεν ήταν καλής ποιότητας ή εάν ένα παθολογικό αποτέλεσμα εξέτασης χρειάζεται επιβεβαίωση. Οι διαγνωστικές δοκιμασίες για τον καρκίνο μπορεί να περιλαμβάνουν απεικονιστικές εξετάσεις, εργαστηριακές εξετάσεις, βιοψία του όγκου, ενδοσκοπική εξέταση, χειρουργική επέμβαση ή γονιδιακό έλεγχο.

Οι ακόλουθες εξετάσεις και δοκιμασίες μπορούν να χρησιμοποιηθούν για τη διάγνωση και τη σταδιοποίηση του λαρυγγικού καρκίνου και επηρεάζουν τις θεραπευτικές επιλογές:

Φυσική εξέταση του φάρυγγα και του τραχήλου: Αυτή επιτρέπει στον ιατρό να ψηλαφήσει διογκωμένους τραχηλικούς λεμφαδένες και να επισκοπήσει το φάρυγγα χρησιμοποιώντας και ένα μικρό κάτοπτρο με μακριά λαβή, ώστε να ελέγξει για ανωμαλίες.

Ενδοσκόπηση: Μια διαδικασία κατά την οποία ένα ενδοσκόπιο (ένα εύκαμπτο εργαλείο με φωτισμό) εισάγεται από τη μύτη ή το στόμα, στον ανώτερο αεραγωγό και το λάρυγγα, επιτρέποντας στον εξεταστή να δει αυτές τις δομές.

Λαρυγγοσκόπηση: Μια διαδικασία για την εξέταση του λάρυγγα με ένα κάτοπτρο ή ένα λαρυγγοσκόπιο (έναν άκαμπτο σωλήνα με φωτισμό).

Αξονική τομογραφία (ComputedTomography, CT): Μια διαδικασία που παράγει μια σειρά από λεπτομερείς ακτινογραφίες διαφόρων θέσεων του σώματος, που λαμβάνονται από διαφορετικές κατευθύνσεις. Ένα σκιαστικό μέσο, ενέσιμο ή από του στόματος, επιτρέπει καλύτερη απεικόνιση των οργάνων ή των ιστών.

Μαγνητική τομογραφία (MagneticResonanceImaging, MRI): Μια διαδικασία που χρησιμοποιεί μαγνητικά κύματα, για να παραγάγει μια σειρά από λεπτομερείς εικόνες περιοχών εντός του σώματος.

Κατάποση βαρίου: Μια διαδικασία με την οποία εξετάζεται ο οισοφάγος και ο στόμαχος, κατά την οποία ο ασθενής πίνει ένα βαριούχο διάλυμα που επικαλύπτει τον οισοφάγο και το στόμαχο, καθώς λαμβάνονται ακτινογραφίες.

Βιοψία: Μια διαδικασία κατά την οποία λαμβάνονται ιστοί, για να εξεταστούν σε ένα μικροσκόπιο ώστε να ελεγχθούν για καρκίνο.

Η πιθανότητα ίασης από λαρυγγικό καρκίνο εξαρτάται από τα ακόλουθα:

- Την έκταση της εξάπλωσης του καρκίνου (το «στάδιο»)
- Τη μορφολογία των καρκινικών κυττάρων (τη «διαφοροποίηση»)
- Την εντόπιση και το μέγεθος του όγκου
- Την ηλικία, το φύλο και τη γενική κατάσταση του ασθενούς

Επιπροσθέτως, το κάπνισμα και η κατανάλωση οινοπνεύματος μειώνουν την αποτελεσματικότητα της θεραπείας για το λαρυγγικό καρκίνο. Οι ασθενείς με λαρυγγικό καρκίνο οι οποίοι συνεχίζουν να καπνίζουν και να πίνουν, είναι λιγότερο πιθανό να θεραπευτούν και πιο πιθανό να αναπτύξουν ένα δεύτερο όγκο.

Αντιμετώπιση του λαρυγγικού καρκίνου

Οι ασθενείς με πρώιμο ή μικρού μεγέθους λαρυγγικό καρκίνο μπορούν να αντιμετωπιστούν με χειρουργική επέμβαση ή ακτινοθεραπεία. Εκείνοι με προχωρημένο λαρυγγικό καρκίνο μπορεί να χρειαστούν συνδυασμό θεραπειών. Ο τελευταίος μπορεί να περιλαμβάνει τη χειρουργική επέμβαση και ένα συνδυασμό ακτινοθεραπείας και χημειοθεραπείας, ο οποίος γενικά χορηγείται συγχρόνως.

Η στοχευμένη θεραπεία είναι μια άλλη θεραπευτική επιλογή, προοριζόμενη ειδικά για τον προχωρημένο λαρυγγικό καρκίνο. Οι στοχευμένες θεραπείες χορηγούνται χρησιμοποιώντας φάρμακα ή άλλες ουσίες που εμποδίζουν την ανάπτυξη και την εξάπλωση του καρκίνου, παρεμβαίνοντας σε συγκεκριμένα μόρια που εμπλέκονται στην ανάπτυξη και την πρόοδο του όγκου.

Η επιλογή της θεραπείας εξαρτάται κυρίως από τη γενικότερη κατάσταση του ασθενούς, την εντόπιση του όγκου και το κατά πόσο ο καρκίνος έχει εξαπλωθεί σε άλλες θέσεις.

Μια ομάδα εξειδικευμένων ιατρών γενικά συνεργάζεται στο σχεδιασμό της θεραπείας, και μπορεί να περιλαμβάνει:

- Ωτορινολαρυγγολόγους – Χειρουργούς Κεφαλής και Τραχήλου
- Παθολόγους Ογκολόγους
- Ακτινοθεραπευτές Ογκολόγους

Άλλοι ιατροί και επαγγελματίες υγείας που εργάζονται μαζί με τους ειδικούς ως ομάδα, μπορεί να περιλαμβάνουν οδοντιάτρους, πλαστικούς χειρουργούς και χειρουργούς αποκατάστασης, λογοθεραπευτές, νοσηλευτές ογκολογίας, διαιτολόγους-διατροφολόγους και συμβούλους ψυχικής υγείας.

Οι θεραπευτικές επιλογές εξαρτώνται από τα ακόλουθα:

- Την έκταση στην οποία έχει εξαπλωθεί ο καρκίνος (το «στάδιο»)
- Την εντόπιση και το μέγεθος του όγκου
- Τη διατήρηση της ικανότητας του ασθενούς να μιλά, να τρώει και να αναπνέει όσο πιο φυσιολογικά γίνεται
- Το κατά πόσο ο καρκίνος έχει επιστρέψει

Η ιατρική ομάδα περιγράφει στον ασθενή τις διαθέσιμες θεραπευτικές επιλογές, τα προσδοκόμενα αποτελέσματα καθώς και τις πιθανές ανεπιθύμητες ενέργειες. Οι ασθενείς θα πρέπει να εξετάσουν προσεκτικά τις διαθέσιμες επιλογές και να κατανοήσουν πώς αυτές οι θεραπείες θα μεταβάλλουν την εμφάνισή τους, κατά τη διάρκεια και μετά το τέλος τους. Ο ασθενής και η ιατρική ομάδα μπορούν να συνεργαστούν, για την ανάπτυξη ενός θεραπευτικού σχεδίου που να ταιριάζει στις ανάγκες και τις προσδοκίες του.

Θα πρέπει να είναι διαθέσιμη στον ασθενή υποστηρικτική φροντίδα, πριν, κατά τη διάρκεια και μετά τη θεραπεία για τον καρκίνο, για τον έλεγχο του πόνου και των υπολοίπων συμπτωμάτων, η οποία θα μπορεί να ανακουφίσει τις πιθανές ανεπιθύμητες ενέργειες και να μετριάσει τις συναισθηματικές ανησυχίες.

Οι ασθενείς θα πρέπει να είναι καλά ενημερωμένοι πριν πάρουν την απόφασή τους. Εάν χρειάζεται, μπορεί να είναι βοηθητική και μια δεύτερη ιατρική ή/και χειρουργική γνώμη. Είναι επιθυμητό να παρευρίσκεται και κάποιος συνοδός του ασθενούς (μέλος της οικογένειας ή φιλικό πρόσωπο) στις συζητήσεις με την ιατρική ομάδα, καθώς μπορεί να βοηθήσει τον ασθενή στη λήψη της καλύτερης απόφασης.

Συστήνεται να γίνουν οι ακόλουθες ερωτήσεις στην ιατρική ομάδα:

- Ποιο είναι το μέγεθος, η εντόπιση, η έκταση και το στάδιο του όγκου;
- Ποιες είναι οι θεραπευτικές επιλογές; Περιλαμβάνουν χειρουργική επέμβαση, ακτινοθεραπεία, χημειοθεραπεία ή ένα συνδυασμό αυτών;
- Ποιες είναι οι αναμενόμενες ανεπιθύμητες ενέργειες, οι κίνδυνοι και τα οφέλη από το κάθε είδος θεραπείας;
- Πως μπορεί να διαχειριστεί κανείς αυτές τις ανεπιθύμητες ενέργειες;
- Ποιος θα είναι ο ήχος της φωνής με κάθε μία από τις παραπάνω θεραπείες;
- Ποιες θα είναι οι αλλαγές στη δυνατότητα φυσιολογικής σίτισης;
- Ποια είναι η προετοιμασία για τη θεραπεία;
- Η θεραπεία θα απαιτήσει ενδονοσοκομειακή νοσηλεία και εάν ναι, για πόσο;
- Ποιο είναι το υπολογιζόμενο κόστος της θεραπείας και εάν καλύπτεται από την ασφάλεια τους ασθενούς;
- Πώς θα επηρεάσει η θεραπεία τη ζωή, την εργασία και τις φυσιολογικές δραστηριότητες του ασθενούς;
- Είναι οι ερευνητικές μελέτες (κλινικές δοκιμές) μια καλή επιλογή;
- Μπορεί ο ιατρός να συστήσει κάποιον ειδικό ώστε να ληφθεί μια δεύτερη γνώμη, σχετικά με τις θεραπευτικές επιλογές;
- Πόσο συχνά και για πόσον καιρό θα υπάρχει ανάγκη για επανεξετάσεις παρακολούθησης;

ΚΕΦΑΛΑΙΟ 2:

Τύποι λαρυγγεκτομής, έκβαση, διαχείριση πόνου και αναζήτηση δεύτερης γνώμης

Τύποι λαρυγγεκτομής

Η αντιμετώπιση του λαρυγγικού καρκίνου συχνά περιλαμβάνει τη χειρουργική επέμβαση. Ο χειρουργός μπορεί να χρησιμοποιήσει είτε νυστέρι είτε laser. Η χειρουργική επέμβαση με laser διενεργείται με τη χρήση μιας συσκευής που παράγει μια έντονη δέσμη φωτός, η οποία κόβει ή καταστρέφει ιστούς.

Υπάρχουν δύο τύποι χειρουργικής επέμβασης για την αφαίρεση του λαρυγγικού καρκίνου:

Η αφαίρεση τμήματος του λάρυγγα: Ο χειρουργός αφαιρεί μόνο το τμήμα του λάρυγγα που περιλαμβάνει τον όγκο.

Η αφαίρεση ολόκληρου του λάρυγγα: Ο χειρουργός αφαιρεί ολόκληρο το λάρυγγα και κάποιες γειτονικές δομές.

Οι λεμφαδένες πουαποχετεύουν την καρκινική εστία ή βρίσκονται πλησίον αυτής, μπορούν επίσης να αφαιρεθούν κατά τη διάρκεια οποιουδήποτε τύπου χειρουργικής επέμβασης.

Ο ασθενής μπορεί να χρειαστεί να υποβληθεί σε επανορθωτική ή πλαστική χειρουργική, για να ανακατασκευαστούν οι επηρεασμένοι ιστοί. Ο χειρουργός μπορεί να λάβει ιστούς από άλλα σημεία του σώματος, προκειμένου να ανακατασκευάσει το πεδίο της χειρουργικής επέμβασης στο φάρυγγα ή/και τον τράχηλο. Η επανορθωτική ή πλαστική χειρουργική λαμβάνει χώρα, κάποιες φορές, κατά τον ίδιο χρόνο της αφαίρεσης του καρκίνου ή μπορεί να πραγματοποιηθεί και αργότερα.

Η επούλωση μετά τη χειρουργική επέμβαση παίρνει χρόνο. Το χρονικό διάστημα που απαιτείται για την ανάρρωση ποικίλλει μεταξύ των ασθενών.

Έκβαση της χειρουργικής επέμβασης

Οι κύριες συνέπειες της χειρουργικής επέμβασης μπορεί να περιλαμβάνουν όλα ή κάποια από τα παρακάτω:

- Οίδημα του φάρυγγα ή του τραχήλου
- Τοπικό πόνο
- Καταβολή
- Αυξημένη παραγωγή βλέννης
- Αλλαγές στην εξωτερική εμφάνιση
- Αιμωδίες, μυϊκές δυσκαμψίες και αδυναμία
- Τραχειοστομία

Οι περισσότεροι άνθρωποι αισθάνονται αδύναμοι ή κουρασμένοι για κάποιο χρονικό διάστημα μετά τη χειρουργική επέμβαση, έχουν οιδηματώδη τράχηλο και βιώνουν πόνο και δυσφορία για τις πρώτες λίγες ημέρες. Η αναλγητική φαρμακευτική αγωγή μπορεί να ανακουφίσει κάποια από αυτά τα συμπτώματα. (Βλ. **Διαχείριση πόνου**, σελ. 83)

Η χειρουργική επέμβαση μπορεί να μεταβάλλει τη δυνατότητα κατάποσης, σίτισης ή ομιλίας. Ωστόσο, δεν είναι όλες αυτές οι συνέπειες μόνιμες, όπως θα συζητηθεί και αργότερα σε αυτόν τον οδηγό (Βλ. Κεφάλαια 6 και 11). Όσοι χάνουν την ικανότητα ομιλίας τους μετά τη χειρουργική επέμβαση, μπορεί να βρουν χρήσιμη την επικοινωνία με γραφή σε ένα σημειωματάριο, ένα πίνακα γραφής (όπως το magicslate), ένα κινητό τηλέφωνο ή έναν υπολογιστή. Πριν από τη χειρουργική επέμβαση, μπορεί να είναι βοηθητικό να κάνει κανείς μια καταγραφή για τον αυτόματο τηλεφωνητή ή τη φωνητική θυρίδα του, ενημερώνοντας τους καλλούντες σχετικά με τις δυσκολίες στην ομιλία του.

Ένα λαρυγγόφωνο (electrolarynx) μπορεί να χρησιμοποιηθεί για ομιλία εντός ολίγων ημερών μετά τη χειρουργική επέμβαση (Βλ. **Λαρυγγόφωνο**, σελ. 40). Εξαιτίας του τραχηλικού οιδήματος και των μετεγχειρητικών ραμμάτων, προτιμάται η ενδοστοματική οδός εκφώνησης δονήσεων με ένα σωληνάκι.

Προετοιμασία για τη χειρουργική επέμβαση

Πριν από τη χειρουργική επέμβαση είναι σημαντικό να συζητηθούν διεξοδικά όλες οι διαθέσιμες θεραπευτικές και χειρουργικές επιλογές, καθώς και η βραχυχρόνια και μακροχρόνια έκβαση. Οι ασθενείς που έχουν προγραμματιστεί για χειρουργική επέμβαση μπορεί να είναι αγχωμένοι και να βρίσκονται κάτω από έντονο στρες. Ως εκ τούτου, είναι σημαντικό να παρίσταται στις συναντήσεις με το χειρουργό κάποιος συνοδός του ασθενούς (μέλος της οικογένειας ή φιλικό πρόσωπο). Είναι σημαντικό να γίνουν ερωτήσεις ελεύθερα, να συζητηθούν οι όποιες ανησυχίες και να ζητηθούν διευκρινίσεις. Μπορεί να είναι απαραίτητο να ακούσει κανείς επανειλημμένα τις εξηγήσεις, μέχρι να γίνουν πλήρως κατανοητές. Είναι χρήσιμο να προετοιμάσει κανείς, πριν από τη συνάντηση, ερωτήσεις που θέλει να θέσει στον χειρουργό και να καταγράψει τις πληροφορίες που έλαβε.

Επιπλέον της συζήτησης με το χειρουργό, είναι επίσης σημαντικό να συναντήσει κανείς τους εξής ιατρούς και επαγγελματίες υγείας:

- Ειδικό Παθολόγο ή/και Γενικό Ιατρό
- Ιατρό της ειδικότητας που κάποιος χρειάζεται λόγω συγκεκριμένης ιατρικής πάθησης (π.χ. Καρδιολόγο, Πνευμονολόγο κλπ.)
- Ακτινοθεραπευτή Ογκολόγο
- Παθολόγο Ογκολόγο
- Αναισθησιολόγο
- Οδοντίατρο
- Λογοθεραπευτή
- Κοινωνικό λειτουργό ή σύμβουλο ψυχικής υγείας
- Διαιτολόγο – Διατροφολόγο

Είναι επίσης πολύ χρήσιμο να συναντήσει κανείς άλλα άτομα τα οποία έχουν ήδη υποβληθεί σε λαρυγγεκτομή. Μπορούν να καθοδηγήσουν τον ασθενή σχετικά με μελλοντικές επιλογές ομιλίας, να μοιραστούν κάποιες από τις δικές τους εμπειρίες και να παράσχουν συναισθηματική υποστήριξη.

Λήψη δεύτερης γνώμης

Αντιμετωπίζοντας μια νέα ιατρική διάγνωση, για την οποία χρειάζεται να γίνει μια επιλογή μεταξύ διαφόρων θεραπευτικών επιλογών, συμπεριλαμβανομένης της χειρουργικής επέμβασης, είναι σημαντικό να λάβει κανείς μια δεύτερη γνώμη. Μπορεί να υπάρχουν διαφορετικές ιατρικές και χειρουργικές προσεγγίσεις και μια δεύτερη (ή ακόμη και τρίτη) γνώμη, μπορεί να είναι πολύτιμη. Είναι συνετό να λάβει κανείς μια τέτοια γνώμη, από πεπειραμένους ιατρούς στα εν προκειμένω ζητήματα. Υπάρχουν πολλές καταστάσεις, στις οποίες η αντιμετώπιση δεν μπορεί να αναστραφεί. Γι' αυτό είναι πολύ σημαντικό να επιλέξει κανείς τη θεραπευτική του πορεία, αφού συμβουλευτεί τουλάχιστον ακόμη έναν ειδικό.

Κάποια άτομα μπορεί να είναι διστακτικά στο να ζητήσουν την παραπομπή, για μια δεύτερη γνώμη από άλλο ιατρό. Κάποιοι μπορεί να φοβούνται, πως κάτι τέτοιο μπορεί να παρερμηνευθεί ως έλλειψη εμπιστοσύνης απέναντι στον ιατρό τους ή ως αμφιβολία για την ικανότητά του. Οι περισσότεροι ιατροί ενθαρρύνουν τους ασθενείς τους να λάβουν μια δεύτερη γνώμη και δε θα νιώσουν προσβεβλημένοι ή εκφοβισμένοι από ένα τέτοιο αίτημα. Επιπροσθέτως, πολλοί ασφαλιστικοί φορείς καλωσορίζουν κάτι τέτοιο.

Ο δεύτερος ιατρός μπορεί να συμφωνήσει με τη διάγνωση και το θεραπευτικό σχέδιο του πρώτου ιατρού. Αντίθετα, ο επόμενος ιατρός μπορεί να προτείνει μια διαφορετική προσέγγιση. Σε κάθε περίπτωση, ο ασθενής καταλήγει να έχει περισσότερες σημαντικές πληροφορίες και μεγαλύτερη αίσθηση ελέγχου.

Τελικά, κάποιος μπορεί να αισθανθεί μεγαλύτερη αυτοπεποίθηση, σχετικά με τις αποφάσεις που θα πάρει, γνωρίζοντας πως όλες οι επιλογές έχουν εξεταστεί.

Το να συγκεντρώσει κανείς το ιατρικό του αρχείο και να δει ένα δεύτερο ιατρό, μπορεί να απαιτήσει αρκετό χρόνο και προσπάθεια. Γενικά, η μικρή καθυστέρηση της έναρξης μιας θεραπείας δε θα καταστήσει την τελική θεραπεία λιγότερο αποτελεσματική. Ωστόσο, θα πρέπει κανείς να συζητήσει μια πιθανή καθυστέρηση με τον ιατρό του.

Υπάρχουν πολυάριθμοι τρόποι να βρεθεί ένας ειδικός για δεύτερη γνώμη. Μπορεί κάποιος να ζητήσει μια παραπομπή σε άλλο ειδικό, από τον πρωταρχικό ιατρό του, από μια τοπική ή εθνική ιατρική εταιρεία, από ένα κοντινό νοσοκομείο ή από μια Ιατρική σχολή. Παρόλο που οι ασθενείς με καρκίνο συχνά βιάζονται να λάβουν θεραπεία και να αφαιρέσουν τον καρκίνο το συντομότερο δυνατόν, μπορεί να αξίζει η αναμονή για μια δεύτερη γνώμη.

Διαχείριση πόνου μετά τη χειρουργική επέμβαση

Ο βαθμός του πόνου που βιώνεται μετά τη λαρυγγεκτομή (ή οποιαδήποτε χειρουργική επέμβαση κεφαλής και τραχήλου) είναι πολύ υποκειμενικός, ως γενικός κανόνας όμως ισχύει, πως όσο πιο εκτεταμένη είναι η χειρουργική επέμβαση, τόσο πιο πιθανό είναι ο ασθενής να αισθανθεί πόνο. Ορισμένοι τύποι επανορθωτικών διαδικασιών, όπου μεταφέρονται ιστοί (κρημνοί) από τους μύες του θώρακα, του αντιβραχίου, του μηρού, της νήστιδας ή μια ανέλκυση στομάχου, είναι πιο πιθανό να συσχετιστούν με αυξημένο ή παρατεινόμενο πόνο.

Εκείνοι στους οποίους διενεργείται ριζική τραχηλική εκσκαφή, ως μέρος της χειρουργικής επέμβασης, μπορεί να βιώσουν πρόσθετο πόνο. Επί του παρόντος, οι περισσότεροι ασθενείς υποβάλλονται σε «τροποποιημένη ριζική τραχηλική εκσκαφή», όπου το παραπληρωματικό νεύρο δεν εκτέμνεται. Εάν το παραπληρωματικό νεύρο κοπεί ή αφαιρεθεί κατά τη διάρκεια της χειρουργικής επέμβασης, ο ασθενής είναι πιθανότερο να εμφανίσει πόνο στον ώμο, δυσκαμψία και μακροχρόνια απώλεια του φυσιολογικού εύρους της κίνησης. Κάποια από τη συνοδό δυσφορία αυτής της διαδικασίας μπορεί να αποτραπεί, με άσκηση και φυσικοθεραπεία.

Η αξιολόγηση από έναν ειδικό στη διαχείριση του πόνου είναι συνήθως πολύ βοηθητική, για άτομα που βιώνουν χρόνιο πόνο, ως αποτέλεσμα λαρυγγεκτομής ή άλλης χειρουργικής επέμβασης κεφαλής και τραχήλου (Βλ. **Διαχείριση πόνου**, σελ. 83).

ΚΕΦΑΛΑΙΟ 3:

Ανεπιθύμητες ενέργειες της ακτινοθεραπείας για καρκίνο κεφαλής και τραχήλου

Η ακτινοθεραπεία (ΑΚΘ) χρησιμοποιείται συχνά στην αντιμετώπιση του καρκίνου κεφαλής και τραχήλου. Ο στόχος της ΑΚΘ είναι να σκοτώσει τα καρκινικά κύτταρα. Επειδή τα κύτταρα αυτά διαιρούνται και αναπτύσσονται με ταχύτερο ρυθμό από τα φυσιολογικά κύτταρα, είναι πιο πιθανό να καταστραφούν από την ακτινοβολία. Αντίθετα, τα υγιή κύτταρα, παρόλο που μπορεί να υποστούν βλάβη, γενικά ανακάμπτουν.

Εάν συστήνεται η ΑΚΘ, ο ακτινοθεραπευτής ογκολόγος σχεδιάζει ένα θεραπευτικό πλάνο που περιλαμβάνει τη συνολική δόση της ακτινοβολίας που θα χορηγηθεί, τον αριθμό των θεραπειών που θα απαιτηθούν και το πρόγραμμά τους. Αυτά βασίζονται στο είδος και την εντόπιση του όγκου, τη γενική κατάσταση του ασθενούς και άλλες τρέχουσες ή προηγούμενες θεραπείες.

Οι ανεπιθύμητες ενέργειες της ΑΚΘ για τον καρκίνο κεφαλής και τραχήλου χωρίζονται σε πρώιμες (οξείες) και μακροχρόνιες (χρόνιες). Οι πρώιμες ανεπιθύμητες ενέργειες συμβαίνουν κατά τη διάρκεια χορήγησης των θεραπευτικών σχημάτων και κατά τη διάρκεια της άμεσης μεταθεραπευτικής περιόδου (περίπου 2-3 εβδομάδες μετά την ολοκλήρωση της ΑΚΘ). Οι χρόνιες επιδράσεις μπορούν να εκδηλωθούν οποιαδήποτε στιγμή από εκεί και έπειτα, από εβδομάδες έως και έτη αργότερα.

Οι ασθενείς συχνότερα ενοχλούνται, κυρίως από τις πρώιμες ανεπιθύμητες ενέργειες της ΑΚΘ μολονότι αυτές γενικά θα λυθούν με την πάροδο του χρόνου. Ωστόσο, είναι σημαντικό να αναγνωρίζονται οι μακροχρόνιες ανεπιθύμητες ενέργειες, με σκοπό την πρόληψή τους ή/και τη διαχείριση των συνέπειών τους, καθώς μπορεί να απαιτήσουν εφ' όρου ζωής φροντίδα. Η γνώση γύρω από τις ανεπιθύμητες ενέργειες της ΑΚΘ μπορεί να επιτρέψει την πρώιμη ανίχνευση και την κατάλληλη διαχείρισή τους.

Ασθενείς με καρκίνο κεφαλής και τραχήλου θα πρέπει να λάβουν συμβουλευτική βοήθεια, σχετικά με τη σημασία της διακοπής του καπνίσματος. Εκτός από το γεγονός πως το κάπνισμα αποτελεί ένα μείζονα παράγοντα κινδύνου για καρκίνο κεφαλής και τραχήλου, ο κίνδυνος εμφάνισης καρκίνου στους καπνιστές ενισχύεται περαιτέρω από την κατανάλωση οινοπνεύματος. Το κάπνισμα μπορεί επίσης να επηρεάσει την πρόγνωση του καρκίνου. Όταν το κάπνισμα συνεχίζεται, τόσο κατά τη διάρκεια όσο και μετά την ΑΚΘ, μπορεί να αυξήσει τη σοβαρότητα και τη διάρκεια των βλεννογονικών αντιδράσεων, να επιδεινώσει ένα στεγνό στόμα (ξηροστομία) και να θέσει σε κίνδυνο την έκβαση του ασθενούς. Οι ασθενείς που συνεχίζουν να καπνίζουν ενόσω λαμβάνουν ΑΚΘ, έχουν χαμηλότερο δείκτη μακροχρόνιας επιβίωσης από εκείνους που δεν καπνίζουν (Βλ. **Αποφυγή καπνίσματος και οινοπνεύματος**, σελ. 93)

1. Πρώιμες ανεπιθύμητες ενέργειες

Οι πρώιμες ανεπιθύμητες ενέργειες περιλαμβάνουν τη φλεγμονή του στοματοφαρυγγικού βλεννογόνου (βλεννογονίτιδα), πόνο κατά την κατάποση (οδυνοφαγία), δυσκολία κατά την κατάποση (δυσφαγία), βράγχος φωνής, έλλειψη σιέλου (ξηροστομία), στοματοπροσωπικό πόνο, δερματίτιδα, ναυτία, έμετο και απώλεια βάρους. Αυτές οι επιπλοκές μπορούν να παρεμβληθούν στη θεραπεία και να την καθυστερήσουν. Σε κάποιο βαθμό, αυτές οι ανεπιθύμητες ενέργειες εμφανίζονται στους περισσότερους ασθενείς και γενικά λύνονται με την πάροδο του χρόνου.

Η σοβαρότητα αυτών των ανεπιθύμητων ενεργειών επηρεάζεται από την ποσότητα και τη μέθοδο με την οποία χορηγείται η ΑΚΘ, την εντόπιση και την εξάπλωση του όγκου και τη γενική κατάσταση και τις συνήθειες του ασθενούς (π.χ. συνέχιση καπνίσματος και κατανάλωση οινοπνεύματος).

Βλάβες δέρματος

Η ακτινοβολία μπορεί να προκαλέσει μια βλάβη στο δέρμα, η οποία μοιάζει με το ηλιακό έγκαυμα και μπορεί να επιδεινωθεί περαιτέρω από τη χημειοθεραπεία. Συστήνεται η αποφυγή έκθεσης σε δυνητικά ερεθιστικούς χημικούς παράγοντες, σε άμεση ηλιακή ακτινοβολία και ανέμους καθώς και η τοπική εφαρμογή αλοιφών ή διαλυμάτων πριν από την ΑΚΘ, που θα μπορούσαν να μεταβάλλουν το βάθος διείσδυσης της ακτινοβολίας. Υπάρχουν πολλά δερματολογικά προϊόντα, που μπορούν να χρησιμοποιηθούν κατά τη διάρκεια της ΑΚΘ για τη λίπανση και την προστασία του δέρματος.

Ξηρό στόμα

Η απώλεια της παραγωγής σιέλου (ή ξηροστομία) σχετίζεται με τη χορηγούμενη δόση ακτινοβολίας και τον όγκο του σιελογόνου αδένα που ακτινοβολείται. Η κατανάλωση επαρκούς ποσότητας υγρών, οι πλύσεις και οι γαργαρισμοί με ένα αραιό διάλυμα άλατος και μαγειρικής σόδας, είναι βοηθητικά στην αναζωογόνηση του στόματος, στη διάσπαση των παχύρευστων στοματικών εκκρίσεων και στην ανακούφιση του ήπιου πόνου. Σκευάσματα τεχνητού σάλιου και τακτική διαβροχή του στόματος με νερό, μπορούν να είναι επίσης βοηθητικά.

Αλλαγές στη γεύση

Η ακτινοβολία μπορεί να προκαλέσει αλλαγές στη γεύση καθώς και πόνο στη γλώσσα. Τέτοιες ανεπιθύμητες ενέργειες μπορούν να περιορίσουν περαιτέρω την πρόσληψη τροφής. Η αλλοιωμένη γεύση και ο πόνος στη γλώσσα λύνονται βαθμιαία στους περισσότερους ασθενείς, σε ένα χρονικό διάστημα έξι μηνών αν και σε κάποιες περιπτώσεις η ανάκτηση της γεύσης είναι ατελής. Πολλοί ασθενείς βιώνουν μια μόνιμη μεταβολή στη γεύση τους.

Φλεγμονή του στοματοφαρυγγικού βλεννογόνου (βλεννογονίτιδα)

Η ακτινοβολία, όπως επίσης και η χημειοθεραπεία, βλάπτουν το βλεννογόνο του στόματος και του φάρυγγα, προκαλώντας βλεννογονίτιδα η οποία αναπτύσσεται σταδιακά, συνήθως δύο με τρεις εβδομάδες μετά την έναρξη ΑΚΘ. Η επίπτωση και η σοβαρότητά της εξαρτώνται από το πεδίο, τη συνολική δόση και τη διάρκεια της ΑΚΘ. Η χημειοθεραπεία μπορεί να επιδεινώσει την πάθηση. Η βλεννογονίτιδα μπορεί να είναι επώδυνη και να παρεμβάλλεται στη φυσιολογική πρόσληψη φαγητού και τη θρέψη.

Η διαχείριση περιλαμβάνει διεξοδική στοματική υγιεινή, διαιτητικές τροποποιήσεις και τοπικά αναισθητικά σε συνδυασμό με ένα αντιόξινο και αντιμυκητιασικό διάλυμα («κοκτέιλ»). Θα πρέπει να αποφεύγεται το καυτερό, όξινο, αλμυρό ή καυτό φαγητό, καθώς και όλα τα είδη οινοπνεύματος. Είναι δυνατόν να συμβούν δευτερογενείς βακτηριακές, ιογενείς (π.χ. έρπης) και μυκητιασικές (π.χ. Candida) λοιμώξεις. Μπορεί να χρειαστεί έλεγχος του πόνου (χρησιμοποιώντας οπιοειδή ή γκαμπαπεντίνη).

Η βλεννογονίτιδα μπορεί να οδηγήσει σε διατροφικές ανεπάρκειες. Όσοι ασθενείς βιώνουν σημαντική απώλεια βάρους ή υποτροπιάζοντα επεισόδια αφυδάτωσης, μπορεί να χρειαστούν σίτιση μέσω ενός σωλήνα δια γαστροστομίας.

Στοματοπροσωπικός πόνος

Ο στοματοπροσωπικός πόνος είναι κοινός σε ασθενείς με καρκίνο κεφαλής και τραχήλου και εμφανίζεται σε έως και τους μισούς ασθενείς πριν από την ΑΚΘ, στο ογδόντα τοις εκατό των ασθενών κατά τη διάρκεια της θεραπείας και περίπου στο ένα τρίτο των ασθενών, έξι μήνες μετά τη θεραπεία. Ο πόνος μπορεί να προκαλείται από βλεννογονίτιδα, η οποία είναι δυνατόν να επιδεινώνεται από σύγχρονη χημειοθεραπεία και από βλάβη εξαιτίας του καρκίνου, λοίμωξης, φλεγμονής και ουλοποίησης μετά το χειρουργείο ή άλλες θεραπείες. Η διαχείριση του πόνου περιλαμβάνει τη χρήση αναλγητικών και ναρκωτικών (Βλ. **Διαχείριση πόνου**, σελ. 83)

Ναυτία και έμετοι

Η ΑΚΘ μπορεί να προκαλέσει ναυτία. Όταν αυτό συμβαίνει, γενικά εμφανίζεται από δύο έως έξι ώρες μετά από μια συνεδρία ΑΚΘ και συνήθως διαρκεί για περίπου δύο ώρες. Η ναυτία μπορεί να συνοδεύεται από εμέτους.

Η διαχείριση περιλαμβάνει:

- Σίτιση με μικρά, συχνά γεύματα κατά τη διάρκεια της ημέρας αντί για τρία μεγάλα γεύματα. Η ναυτία είναι συχνά χειρότερη όταν το στομάχι είναι άδειο.
- Αργή σίτιση, μασώντας την τροφή πλήρως και παραμένοντας ήρεμος.
- Σίτιση με κρύες τροφές ή σε θερμοκρασία δωματίου. Η οσμή καυτών ή ζεστών φαγητών μπορεί να προκαλέσει ναυτία.
- Αποφυγή δύσπεπτων τροφών, όπως τα καυτερά φαγητά, τα φαγητά με πολλά λιπαρά ή εκείνα που συνοδεύονται από πλούσιες σάλτσες.
- Ανάπαυση μετά τη σίτιση. Κατά την κατάκλιση, το κεφάλι θα πρέπει να ανυψώνεται περίπου 30 εκατοστά.
- Κατανάλωση ροφημάτων και άλλων υγρών μεταξύ των γευμάτων, αντί για κατανάλωση αυτών μαζί με τα γεύματα.
- Κατανάλωση έξι ποτηριών των 250ml με υγρά την ημέρα ώστε να αποτρέπεται η αφυδάτωση. Τα κρύα ροφήματα, τα παγάκια, οι γρανίτες ή τα ζελέ είναι επαρκή.
- Κατανάλωση περισσότερης τροφής στα διαστήματα της ημέρας κατά τα οποία κανείς αισθάνεται λιγότερη ναυτία.
- Ενημέρωση του ιατρικού προσωπικού πριν από κάθε θεραπευτική συνεδρία, όταν κανείς αναπτύσσει εμμένουσα ναυτία.
- Άμεση αντιμετώπιση εμμένουσας ναυτίας, καθώς αυτή μπορεί να προκαλέσει αφυδάτωση.
- Χορήγηση αντιεμετικών φαρμάκων από το θεράποντα ιατρό ή άλλο πάροχο ιατρικής φροντίδας.

Εμμένων έμετος μπορεί να έχει ως αποτέλεσμα την απώλεια μεγάλων ποσοτήτων νερού και θρεπτικών συστατικών από το σώμα. Εάν ο έμετος επιμείνει για πάνω από τρεις φορές την ημέρα, χωρίς επαρκή κατανάλωση υγρών, μπορεί να οδηγήσει σε αφυδάτωση. Αυτή η κατάσταση μπορεί να προκαλέσει σοβαρές επιπλοκές, εάν μείνει χωρίς αντιμετώπιση.

Τα σημεία αφυδάτωσης περιλαμβάνουν:

- Μικρή ποσότητα ούρων
- Σκουρόχρωμα ούρα
- Ταχυκαρδία
- Κεφαλαλγία
- Ξηρό, ερυθρό δέρμα
- Ξηρή γλώσσα
- Ευερεθιστότητα και σύγχυση

Οι εμμένοντες έμετοι μπορεί να ελαττώσουν την αποτελεσματικότητα των φαρμάκων. Εάν ο επίμονος έμετος συνεχίζεται, μπορεί προσωρινά να διακοπεί η ΑΚΘ. Τα ενδοφλεβίως χορηγούμενα υγρά βοηθούν το σώμα να ανακτήσει θρεπτικά συστατικά και ηλεκτρολύτες.

Κόπωση (καταβολή)

Η καταβολή είναι μία από τις πιο κοινές ανεπιθύμητες ενέργειες της ΑΚΘ. Η ΑΚΘ μπορεί να προκαλέσει αθροιστική καταβολή (κόπωση η οποία αυξάνεται με την πάροδο του χρόνου). Συνήθως διαρκεί από τρεις έως τέσσερις εβδομάδες μετά τη διακοπή της θεραπείας, μπορεί όμως να συνεχίζεται και έως δύο με τρεις μήνες.

Οι παράγοντες που συμβάλλουν στην καταβολή είναι η αναιμία, η μειωμένη πρόσληψη τροφής και υγρών, τα φάρμακα, ο υποθυρεοειδισμός, ο πόνος, το στρες, η κατάθλιψη και η έλλειψη ύπνου (αυπνία) και ανάπαυσης.

Η ανάπαυση, η διατήρηση της ενέργειας και η διόρθωση των παραπάνω παραγόντων μπορούν να βελτιώσουν την καταβολή.

Άλλες ανεπιθύμητε ενέργειες

Αυτές περιλαμβάνουν τον τρισμό (Βλ. σελίδα 24) και τα προβλήματα ακοής (Βλ. σελίδα 28).

2. Όψιμες ανεπιθύμητες ενέργειες

Οι όψιμες ανεπιθύμητες ενέργειες της ΑΚΘ περιλαμβάνουν τη μόνιμη απώλεια σιέλου, την οστεοραδιονέκρωση, την ωτοτοξικότητα, την ίνωση, το λεμφοίδημα, τον υποθυρεοειδισμό και τη βλάβη στις δομές του τραχήλου.

Μόνιμη ξηρότητα στόματος

Παρόλο που το στεγνό στόμα (ξηροστομία) βελτιώνεται στους περισσότερους ανθρώπους με την πάροδο του χρόνου, μπορεί να διαρκέσει για καιρό.

Η διαχείριση περιλαμβάνει υποκατάστατα σιέλου ή τεχνητό σίελο και συχνές γουλιές νερού. Αυτό μπορεί να οδηγήσει σε συχνή ούρηση κατά τη διάρκεια της νύχτας, ειδικά σε άνδρες με υπερτροφία προστάτη και σε εκείνους με μικρές ουροδόχους κύστεις. Η διαθέσιμη αντιμετώπιση περιλαμβάνει φαρμακευτική αγωγή όπως διεγέρτες σιέλου (σιελαγωγά), πιλοκαρπίνη, αμιφοστίνη, σεβιμελίνη και βελονισμό.

Οστεοραδιονέκρωση της γνάθου

Αυτή είναι δυνητικά σοβαρή επιπλοκή, η οποία μπορεί να χρειαστεί χειρουργική παρέμβαση και ανακατασκευή. Ανάλογα με την εντόπιση και την έκταση της βλάβης, τα συμπτώματα μπορεί να περιλαμβάνουν πόνο, κακοσμία στόματος ή «κακή αίσθηση στο στόμα», διαταραχές της γεύσης (δυσγευσία), αιμωδίες (μουδιάσματα), τρισμό, δυσκολία στη μάσηση και το λόγο, σχηματισμό συριγγίων, παθολογικά κατάγματα και τοπική, επεκτεινόμενη ή συστηματική λοίμωξη.

Το οστό της κάτω γνάθου είναι το πιο συχνά επηρεαζόμενο οστό, ειδικά σε ασθενείς που αντιμετωπίστηκαν για ρινοφαρυγγικό καρκίνο. Η εμπλοκή της άνω γνάθου είναι σπάνια, χάρη στην παράπλευρη κυκλοφορία αίματος που λαμβάνει.

Η εξαγωγή δοντιών και η οδοντική νόσος σε ακτινοβολημένες περιοχές είναι μείζονες παράγοντες για την ανάπτυξη οστεοραδιονέκρωσης (Βλ. **Οδοντιατρικά ζητήματα**, σελ. 94). Σε κάποιες περιπτώσεις είναι απαραίτητο να αφαιρεθούν δόντια πριν από την ΑΚΘ, εφόσον βρίσκονται εντός της περιοχής που θα ακτινοβοληθεί και είναι πολύ κατεστραμμένα για να διατηρηθούν με σφράγισμα ή ενδοδοντική θεραπεία. Ένα μη υγιές δόντι μπορεί να λειτουργήσει ως πηγή λοίμωξης για το οστό της γνάθου, η οποία μπορεί να είναι ιδιαίτερα δύσκολη στην αντιμετώπισή της, μετά την ΑΚΘ.

Η αποκατάσταση των κατεστραμμένων δοντιών προ της ΑΚΘ μπορεί να μειώσει τον κίνδυνο αυτής της επιπλοκής. Η ήπια οστεοραδιονέκρωση μπορεί να αντιμετωπιστεί συντηρητικά, με χειρουργικό καθαρισμό, αντιβιοτικά και περιστασιακά με υπερήχους. Όταν η νέκρωση είναι εκτεταμένη, συχνά χρησιμοποιείται ριζική εκτομή με μικροαγγειακή ανακατασκευή.

Η οδοντιατρική πρόληψη μπορεί να ελαττώσει αυτό το πρόβλημα (Βλ. **Οδοντιατρικά ζητήματα**, σελ. 94). Ειδικές φθοριούχες θεραπείες μπορούν να βοηθήσουν με τα οδοντικά προβλήματα, μαζί με το βούρτσισμα, τη χρήση οδοντικού νήματος και τον τακτικό καθαρισμό από οδοντίατρο.

Η θεραπεία με υπερβαρικό οξυγόνο (HBOT) έχει συχνά χρησιμοποιηθεί σε ασθενείς, οι οποίοι βρίσκονται σε κίνδυνο ή έχουν ήδη αναπτύξει οστεοραδιονέκρωση της γνάθου. Ωστόσο, τα διαθέσιμα δεδομένα είναι αντιφατικά σχετικά με τα κλινικά οφέλη της HBOT για την πρόληψη και τη θεραπεία της οστεοραδιονέκρωσης (Βλ. **Θεραπεία με υπερβαρικό οξυγόνο**, σελ. 96)

Οι ασθενείς θα πρέπει να υπενθυμίζουν την ΑΚΘ τους στους οδοντιάτρους τους, πριν από μια εξαγωγή ή μια οδοντιατρική επέμβαση. Η οστεοραδιονέκρωση μπορεί να αποτραπεί με μια σειρά θεραπειών με υπερβαρικό οξυγόνο πριν από και μετά αυτές τις διαδικασίες. Αυτό συστήνεται, εάν το εμπλεκόμενο δόντι βρίσκεται σε μια περιοχή η οποία έχει εκτεθεί σε υψηλή δόση ακτινοβολίας. Η εκτίμηση από τον ακτινοθεραπευτή ογκολόγο που χορήγησε την ακτινοβολία, μπορεί να είναι βοηθητική στον καθορισμό της έκτασης της προηγηθείσας έκθεσης.

Ίνωση και τρισμός

Υψηλές δόσεις ακτινοβολίας στην κεφαλή και τον τράχηλο μπορεί να οδηγήσουν σε ίνωση. Αυτή ή κατάσταση μπορεί να επιδεινωθεί μετά τις χειρουργικές επεμβάσεις στην κεφαλή και τον τράχηλο, περίπτωση κατά την οποία ο τράχηλος μπορεί να εμφανίσει ξυλώδη υφή και περιορισμένη κινητικότητα. Όψιμη εμφάνιση ίνωσης μπορεί επίσης να εμφανιστεί στο φάρυγγα και τον οισοφάγο, οδηγώντας σε στένωση και προβλήματα στην κροταφογναθική διάρθρωση.

Η ίνωση των μυών της μάσησης μπορεί να οδηγήσει σε αδυναμία διάνοιξης του στόματος (τρισμός), η οποία μπορεί να χειροτερεύει προοδευτικά. Γενικά, η σίτιση γίνεται δυσκολότερη αλλά η άρθρωση του λόγου δεν επηρεάζεται. Ο τρισμός εμποδίζει τη σωστή στοματική φροντίδα και αντιμετώπιση και μπορεί να προκαλέσει ελλείμματα στην κατάποση και την ομιλία. Αυτή η κατάσταση μπορεί να ενταθεί από τη χειρουργική επέμβαση προ της ΑΚΘ. Οι ασθενείς που είναι πιθανότερο να εμφανίσουν τρισμό, είναι εκείνοι με όγκους του ρινοφάρυγγα, της υπερώας και του γναθιαίου κόλπου (ιγμορείου). Η ακτινοβόληση της πλούσια αγγειούμενης κροταφογναθικής διάρθρωσης και των μυών της μάσησης μπορεί συχνά να οδηγήσει σε τρισμό. Ο χρόνιος τρισμός οδηγεί σταδιακά σε ίνωση. Η παθητική διάνοιξη του στόματος, οι ασκήσεις της γνάθου και η χρήση συσκευών δυναμικής διάνοιξης (Therabite™) μπορούν να βοηθήσουν. Η τελευταία χρησιμοποιείται όλο και περισσότερο κατά τη διάρκεια της ΑΚΘ ως ένα προφυλακτικό μέτρο για την πρόληψη του τρισμού.

Οι ασκήσεις μπορούν να ελαττώσουν τη σύσπαση του τραχήλου και να αυξήσουν το εύρος της κίνησης. Χρειάζεται κανείς να κάνει αυτές τις ασκήσεις δια βίου, ώστε να διατηρεί καλή κινητικότητα στον τράχηλο, ειδικά εάν η δυσκαμψία συμβαίνει λόγω ΑΚΘ. Το να λαμβάνει κανείς εξειδικευμένη φυσικοθεραπεία, μπορεί να είναι επίσης βοηθητικό στη λύση της ίνωσης. Όσο νωρίτερα γίνει η παρέμβαση, τόσο το καλύτερο για τον ασθενή. Διαθέσιμη, επίσης, είναι μια νεότερη μέθοδος με εξωτερική χρήσηlaser. Στις περισσότερες κοινότητες υπάρχουν φυσικοθεραπευτές, οι οποίοι εξειδικεύονται στη μείωση του οιδήματος.

Η ίνωση στην κεφαλή και τον τράχηλο μπορεί να γίνει ακόμη πιο εκτεταμένη, σε εκείνους που υποβάλλονται σε χειρουργική επέμβαση ή περαιτέρω ΑΚΘ. Η μετακτινική ίνωση μπορεί επίσης να περιλαμβάνει το δέρμα και τους υποδόριους ιστούς, προκαλώντας δυσφορία και λεμφοίδημα.

Η δυσλειτουργία κατά την κατάποση εξαιτίας της ίνωσης συχνά απαιτεί μεταβολές στη δίαιτα του ασθενούς, ενδυνάμωση του φάρυγγα ή επανεκπαίδευση στην κατάποση, ειδικά σε εκείνους που έχουν υποβληθεί σε χειρουργική επέμβαση ή/και χημειοθεραπεία. Οι ασκήσεις κατάποσης χρησιμοποιούνται ολοένα και περισσότερο ως προληπτικό μέσο (Βλ. **Δυσκολίες στην κατάποση**, σελ. 76). Μερική ή πλήρης στοματοφαρυγγική στένωση μπορεί να εμφανιστεί σε σοβαρές περιπτώσεις.

Προβλήματα επούλωσης τραυμάτων

Κάποιοι λαρυγγεκτομηθέντες μπορεί να εκδηλώσουν προβλήματα στην επούλωση των τραυμάτων μετά τη χειρουργική επέμβαση, ειδικά σε περιοχές που έχουν δεχθεί ακτινοβολία. Κάποιοι μπορεί να αναπτύξουν συρίγγιο (μια ανώμαλη επικοινωνία ανάμεσα στο εσωτερικό του φάρυγγα και το δέρμα). Τραύματα που επουλώνονται με βραδύτερο ρυθμό μπορούν να αντιμετωπισθούν με χρήση αντιβιοτικών και αλλαγών του επιδεσμικού υλικού (Βλ. **Φαρυγγοδερματικό συρίγγιο**, σελ. 81).

Λεμφοίδημα

Η απόφραξη του λεμφαγγειακού δικτύου οδηγεί σε λεμφοίδημα. Σημαντικό φαρυγγικό ή λαρυγγικό οίδημα μπορεί να παρέμβει στη φυσιολογική αναπνοή και να απαιτήσει προσωρινή ή μακροχρόνια τραχειοστομία. Το λεμφοίδημα, οι στενώσεις και άλλες δυσλειτουργίες προδιαθέτουν τους ασθενείς σε εισρόφηση και ανάγκη για σωλήνα σίτισης (Βλ. **Λεμφοίδημα**, σελ. 33).

Υποθυρεοειδισμός

Η ΑΚΘ σχεδόν πάντα σχετίζεται με υποθυρεοειδισμό. Είναι δοσοεξαρτώμενος, αυξάνεται όσο περνά ο χρόνος από την ΑΚΘ και η επίπτωσή του ποικίλλει (Βλ. **Χαμηλά επίπεδα θυρεοειδικών ορμονών (υποθυρεοειδισμός) και η αντιμετώπισή τους**, σελ. 86)

Νευρολογική βλάβη

Η ΑΚΘ στον τράχηλο μπορεί επίσης να επηρεάσει το νωτιαίο μυελό, οδηγώντας σε αυτοπεριοριζόμενη εγκάρσια μυελίτιδα, γνωστή ως «σημείο Lhermitte". Ο ασθενής αναφέρει αίσθηση «ηλεκτρικού ρεύματος», η οποία εμφανίζεται συνήθως με την κάμψη του αυχένα. Αυτή η πάθηση σπάνια εξελίσσεται σε αληθή εγκάρσια μυελίτιδα, σχετιζόμενη με σύνδρομο Brown-Sequard (απώλεια αισθητικότητας και κινητικότητας προκαλούμενη από πλάγια διατομή του νωτιαίου μυελού).

Η ΑΚΘ μπορεί επίσης να προκαλέσει δυσλειτουργία του περιφερικού νευρικού συστήματος, προκαλούμενη από εξωτερική συμπίεση των μαλακών μορίων και περιορισμό της αιματικής ροής, λόγω ίνωσης. Ο πόνος, η απώλεια της αισθητικότητας και η αδυναμία είναι οι πιο συχνά παρατηρούμενες κλινικές εκδηλώσεις της δυσλειτουργίας του περιφερικού νευρικού συστήματος. Μπορούν επίσης να παρατηρηθούν δυσλειτουργία του αυτόνομου συστήματος, με επακόλουθη ορθοστατική υπόταση (μια ανώμαλη ελάττωση της αρτηριακής πίεσης όταν ένα άτομο σηκώνεται).

Βλάβη στο αυτί (ωτοτοξικότητα)

Η ακτινοβόληση του ωτός μπορεί να έχει ως αποτέλεσμα εκκριτική ωτίτιδα (ωτίτιδα με παρουσία άσηπτου υγρού). Υψηλές δόσεις ακτινοβολίας μπορούν να προκαλέσουν και νευροαισθητήρια βαρηκοΐα (βλάβη στο έσω ους, το ακουστικό νεύρο ή τον εγκέφαλο).

Βλάβες στις δομές του τραχήλου

Το οίδημα του τραχήλου και η ίνωση εμφανίζονται συχνά μετά την ΑΚΘ. Με το χρόνο, το οίδημα μπορεί να γίνει σκληρό, οδηγώντας σε δυσκαμψία του τραχήλου. Οι βλάβες μπορεί να περιλαμβάνουν επίσης στένωση των καρωτίδων αρτηριών και αγγειακό εγκεφαλικό επεισόδιο, ρήξη καρωτίδας αρτηρίας, φαρυγγοδερματικό συρίγγιο (τα δύο τελευταία σχετίζονται επίσης με τη χειρουργική επέμβαση), καθώς και αλλοιώσεις στους τασεοϋποδοχείς των καρωτίδων αρτηριών οδηγώντας σε μόνιμη παροξυσμική υπέρταση.

Στένωση καρωτίδων αρτηριών: Οι καρωτίδες είναι αρτηρίες του τραχήλου που διοχετεύουν αίμα στον εγκέφαλο. Η ακτινοβόληση του τραχήλου έχει συσχετιστεί με στένωση των καρωτίδων, αντιπροσωπεύοντας ένα σημαντικό κίνδυνο για τους ασθενείς με καρκίνο κεφαλής και τραχήλου, συμπεριλαμβανομένων πολλών λαρυγγεκτομηθέντων. Η στένωση μπορεί να διαγνωσθεί με υπέρηχο ή αγγειογραφία. Είναι σημαντικό, η καρωτιδική στένωση να διαγνωσθεί νωρίς, προτού συμβεί ένα αγγειακό εγκεφαλικό επεισόδιο.

Η αντιμετώπιση περιλαμβάνει την αφαίρεση του κωλύματος (ενδαρτηρεκτομή), την τοποθέτηση μιας ενδοπρόθεσης ή stent(ένα μικρού μεγέθους υλικό, το οποίο τοποθετείται εντός της αρτηρίας για να τη διευρύνει) και την παράκαμψη της καρωτίδας με μόσχευμα.

Υπέρταση λόγω βλάβης των τασεοϋποδοχέων: Η ακτινοβόληση της κεφαλής και του τραχήλου μπορεί να προκαλέσει βλάβη στους τασεοϋποδοχείς που βρίσκονται στις καρωτίδες αρτηρίες. Αυτοί οι τασεοϋποδοχείς (αισθητήρες πίεσης) βοηθούν στη ρύθμιση της αρτηριακής πίεσης, ανιχνεύοντας την πίεση του αίματος καθώς αυτό ρέει μέσα στις καρωτίδες. Εν συνεχεία, στέλνουν σήματα στο κεντρικό νευρικό σύστημα ώστε αυτό να αυξήσει ή να ελαττώσει τις περιφερικές αγγειακές αντιστάσεις και την καρδιακή παροχή. Κάποιοι ασθενείς που έλαβαν ακτινοβολία, αναπτύσσουν ασταθή ή παροξυσμική υπέρταση.

Ασταθής υπέρταση: Σε αυτήν την κατάσταση η πίεση του αίματος εμφανίζει πολύ μεγαλύτερες διακυμάνσεις από το συνηθισμένο, κατά τη διάρκεια της ημέρας. Μπορεί ταχέως να ανέλθει από χαμηλή (π.χ. 120/80mmHg) σε υψηλή (π.χ. 170/105mmHg). Σε πολλές περιπτώσεις αυτές οι διακυμάνσεις είναι ασυμπτωματικές, μπορούν ωστόσο να σχετίζονται με κεφαλαλγίες. Συνήθως είναι παρούσα μια συσχέτιση ανάμεσα στην αύξηση της αρτηριακής πίεσης και σε στρες ή συναισθηματική φόρτιση.

Παροξυσμική υπέρταση: Οι ασθενείς εμφανίζουν ξαφνική αύξηση της αρτηριακής πίεσης (η οποία μπορεί να είναι μεγαλύτερη από 200/110mmHg), που σχετίζεται με μια απότομη έναρξη δυσφορικών σωματικών συμπτωμάτων όπως κεφαλαλγία, πόνο στο στήθος, ζάλη, ναυτία, αίσθημα παλμών, έξαψη και εφίδρωση. Τα επεισόδια μπορούν να διαρκέσουν από 10 λεπτά έως αρκετές ώρες και μπορεί να εμφανίζονται από μια φορά κάθε λίγους μήνες, έως μια ή δύο φορές την ημέρα. Η αρτηριακή πίεση είναι φυσιολογική ή μπορεί να είναι ηπίως αυξημένη, μεταξύ των επεισοδίων. Οι ασθενείς, γενικά, δε μπορούν να αναγνωρίσουν προφανείς ψυχολογικούς παράγοντες, που να προκαλούν τους παροξυσμούς. Πρέπει να αποκλειστούν ιατρικές παθήσεις οι οποίες μπορούν επίσης να προκαλέσουν τέτοιες εναλλαγές της αρτηριακής πίεσης (π.χ. φαιοχρωμοκύττωμα).

Και οι δύο παραπάνω καταστάσεις είναι σοβαρές και πρέπει να αντιμετωπιστούν. Η διαχείριση μπορεί να είναι δύσκολη και θα πρέπει να γίνεται από πεπειραμένους ειδικούς.

Περισσότερες πληροφορίες σχετικά με τις επιπλοκές της ΑΚΘ μπορούν να βρεθούν στην ιστοσελίδα του NationalCancerInstitute:

ΚΕΦΑΛΑΙΟ 4:

Ανεπιθύμητες ενέργειες της χημειοθεραπείας για καρκίνο κεφαλής και τραχήλου

Η χημειοθεραπεία για τον καρκίνο κεφαλής και τραχήλου χρησιμοποιείται σε συνδυασμό με υποστηρικτική φροντίδα, για τους περισσότερους ασθενείς με μεταστατικό ή προχωρημένο καρκίνο κεφαλής και τραχήλου. Η επιλογή ειδικής συστηματικής θεραπείας επηρεάζεται από την προηγηθείσα θεραπεία του ασθενούς με χημειοθεραπευτικούς παράγοντες και από τη γενική προσέγγιση, ως προς τη διαχείριση των επηρεασμένων οργάνων. Η υποστηρικτική φροντίδα περιλαμβάνει την αποτροπή λοιμώξεων εξαιτίας σοβαρής καταστολής του μυελού των οστών και τη διατήρηση επαρκούς θρέψης.

Οι θεραπευτικές επιλογές περιλαμβάνουν την αντιμετώπιση με ένα μόνο παράγοντα και το συνδυασμό σχημάτων με συμβατική κυτταροτοξική χημειοθεραπεία και/ή μοριακά στοχευμένους παράγοντες, συνδυαζόμενους με τη βέλτιστη υποστηρικτική φροντίδα. Η χημειοθεραπεία χορηγείται σε κύκλους, εναλλάσσοντας περιόδους θεραπείας και ανάπαυσης. Η θεραπεία μπορεί να κρατήσει αρκετούς μήνες ή ακόμη και περισσότερο.

Μια ιστοσελίδα η οποία παραθέτει όλους τους θεραπευτικούς παράγοντες και τις ανεπιθύμητες ενέργειές τους είναι η: http://www.tirgan.com/chemolst.htm

Τα χημειοθεραπευτικά φάρμακα που συνήθως χορηγούνται ενδοφλεβίως, δρουν σε όλο το σώμα, διαταράσσοντας την ανάπτυξη των καρκινικών κυττάρων. Η χημειοθεραπεία για την αντιμετώπιση του καρκίνου κεφαλής και τραχήλου συνήθως χορηγείται συγχρόνως με την ΑΚΘ και είναι γνωστή ως χημειοακτινοθεραπεία (chemoradiation). Μπορεί να χορηγείται ως προθεραπευτική ή ως συμπληρωματική χημειοθεραπεία.

Η συμπληρωματική χημειοθεραπεία χρησιμοποιείται ως θεραπεία μετά τη χειρουργική επέμβαση, για την ελάττωση του κινδύνου υποτροπής και για να καταστρέψει κύτταρα τα οποία μπορεί να έχουν εξαπλωθεί. Η προθεραπευτική χημειοθεραπεία χορηγείται πριν από τη χειρουργική επέμβαση, για τη μείωση του μεγέθους του όγκου, κάνοντας ευκολότερη την αφαίρεσή του.

Η χημειοθεραπεία που χορηγείται πριν από τη χημειοακτινοθεραπεία είναι γνωστή ως εισαγωγική χημειοθεραπεία.

Ανεπιθύμητες ενέργειες χημειοθεραπείας

Το είδος των πιθανών ανεπιθύμητων ενεργειών της χημειοθεραπείας ποικίλλει ανάλογα με τον ασθενή. Κάποιοι έχουν λίγες ανεπιθύμητες ενέργειες ενώ άλλοι έχουν περισσότερες. Πολλοί ασθενείς δεν αντιμετωπίζουν ανεπιθύμητες ενέργειες μέχρι το τέλος της θεραπείας τους. Για πολλούς ασθενείς αυτές δε διαρκούν πολύ.

Η χημειοθεραπεία μπορεί, ωστόσο, να προκαλέσει αρκετές προσωρινές ανεπιθύμητες ενέργειες. Παρόλο που αυτές μπορεί να είναι χειρότερες όταν συνδυάζονται με ΑΚΘ, γενικά εξαφανίζονται σταδιακά μετά το τέλος της θεραπείας.

Οι ανεπιθύμητες ενέργειες εξαρτώνται από τους χορηγούμενους χημειοθεραπευτικούς παράγοντες. Αυτές συμβαίνουν επειδή τα χημειοθεραπευτικά φάρμακα λειτουργούν καταστρέφοντας όλα τα ενεργά αναπτυσσόμενα κύτταρα. Σε αυτά περιλαμβάνονται τα κύτταρα της πεπτικής οδού, τα τριχοθυλάκια και ο μυελός των οστών (ο οποίος παράγει ερυθρά και λευκά αιμοσφαίρια), καθώς και τα καρκινικά κύτταρα.

Οι πιο κοινές ανεπιθύμητες ενέργειες είναι η ναυτία, οι έμετοι, η διάρροια, τα έλκη (βλεννογονίτιδα) στο στόμα (τα οποία οδηγούν σε προβλήματα κατά την κατάποση και ευαισθησία στο στόμα και το φάρυγγα), η αυξημένη ευπάθεια σε λοιμώξεις, η αναιμία, η απώλεια τριχών, η γενικευμένη καταβολή, οι αιμωδίες άνω και κάτω άκρων, η βαρηκοΐα, η νεφρική βλάβη, οι αιμορραγίες και τα προβλήματα ισορροπίας. Ο ογκολόγος και άλλοι επαγγελματίες υγείας παρακολουθούν και αντιμετωπίζουν αυτές τις επιπλοκές.

Οι πιο κοινές ανεπιθύμητες ενέργειες περιλαμβάνουν:

Μειωμένη αντίσταση στις λοιμώξεις

Η χημειοθεραπεία μπορεί να ελαττώσει προσωρινά την παραγωγή των λευκοκυττάρων (ουδετεροπενία), καθιστώντας τον ασθενή πιο ευπαθή σε λοιμώξεις.

Αυτή η επίδραση μπορεί να εμφανιστεί περίπου επτά ημέρες μετά τη θεραπεία και η μείωση στην αντίσταση έναντι των λοιμώξεων είναι μέγιστη, συνήθως 10-14 ημέρες μετά το τέλος της χημειοθεραπείας. Γενικά, σε αυτό το σημείο τα κύτταρα του αίματος ξεκινούν να αυξάνονται σταδιακά και επιστρέφουν στο φυσιολογικό, πριν από τη χορήγηση του επόμενου κύκλου χημειοθεραπείας. Τα σημεία λοίμωξης περιλαμβάνουν πυρετό πάνω από 38°C και/ή αιφνίδιο αίσθημα κακουχίας. Για την επιβεβαίωση της επαναφοράς των κυττάρων του αίματος πραγματοποιούνται εργαστηριακές εξετάσεις, πριν από την επανέναρξη της χημειοθεραπείας. Η περαιτέρω χορήγηση της ακτινοθεραπείας μπορεί να καθυστερήσει, μέχρι να πραγματοποιηθεί η ανάκαμψη των κυττάρων του αίματος.

Εκχυμώσεις ή αιμορραγίες

Η χημειοθεραπεία μπορεί να επάγει την εμφάνιση εκχυμώσεων ή αιμορραγιών, διότι οι χορηγούμενοι παράγοντες ελαττώνουν την παραγωγή αιμοπεταλίων, τα οποία βοηθούν στην πήξη του αίματος. Ρινορραγίες, αιμορραγικές κηλίδες ή εξανθήματα στο δέρμα, καθώς και αιμορραγίες στα ούλα, μπορούν να είναι σημάδι πως έχει συμβεί κάτι τέτοιο.

Αναιμία

Η χημειοθεραπεία μπορεί να οδηγήσει σε αναιμία (χαμηλός αριθμός ερυθροκυττάρων). Ο ασθενής γενικά αισθάνεται καταβεβλημένος και λαχανιασμένος. Η σοβαρή αναιμία μπορεί να αντιμετωπιστεί με μεταγγίσεις αίματος ή φάρμακα, τα οποία επάγουν την παραγωγή ερυθροκυττάρων.

Απώλεια τριχών

Κάποιοι χημειοθεραπευτικοί παράγοντες προκαλούν απώλεια τριχών. Τα μαλλιά σχεδόν πάντα αναπτύσσονται εκ νέου, μετά μια περίοδο 3-6 μηνών από τη λήξη της χημειοθεραπείας. Στο μεσοδιάστημα, μπορεί κανείς να φοράει μια περούκα, ένα καπέλο ή ένα μαντήλι.

Πόνος στοματικής κοιλότητας και μικρά στοματικά έλκη

Κάποιοι χημειοθεραπευτικοί παράγοντες προκαλούν πόνο στο στόμα (βλεννογονίτιδα), ο οποίος μπορεί να εμποδίζει τη μάσηση και την κατάποση.

Δυσκολία στην κατάποση (δυσφαγία), αφυδάτωση, κάψιμο στο θώρακα, έμετοι, ναυτία και ευαισθησία σε αλμυρές, καυτερές, ζεστές και κρύες τροφές, μπορούν επίσης να προκληθούν. Αυτοί οι παράγοντες μπορούν ακόμη να προκαλέσουν έλκη στοματικής κοιλότητας (στοματίτιδα), τα οποία οδηγούν σε δυσκολία στη σίτιση.

Η ναυτία και οι έμετοι μπορούν να αντιμετωπιστούν με αντιεμετικά φάρμακα. Οι τακτικές στοματικές πλύσεις μπορούν επίσης να βοηθήσουν. Αυτές οι ανεπιθύμητες ενέργειες μπορούν να έχουν επιπτώσεις στην κατάποση και τη θρέψη. Κατά συνέπεια, είναι σημαντικό να συμπληρώνεται η δίαιτα του ασθενούς με θρεπτικά ροφήματα ή σούπες. Η συμβουλή ενός διαιτολόγου-διατροφολόγου μπορεί να βοηθήσει στη διατήρηση επαρκούς θρέψης.

Οι κυτταροτοξικοί παράγοντες που σχετίζονται συχνότερα με στοματικά, φαρυγγικά και οισοφαγικά συμπτώματα δυσκολίας στην κατάποση (δυσφαγία), είναι οι αντιμεταβολίτες, όπως η μεθοτρεξάτη και η φθοριοουρακίλη. Οι χημειοθεραπείες που έχουν σχεδιαστεί για να ενισχύουν τις επιδράσεις της ΑΚΘ, αυξάνουν επίσης τις ανεπιθύμητες ενέργειες της μετακτινικής βλεννογονίτιδας.

Κόπωση (καταβολή)

Η χημειοθεραπεία επηρεάζει διαφορετικούς ασθενείς με διαφορετικούς τρόπους. Κάποιοι άνθρωποι είναι ικανοί να ζουν μια φυσιολογική ζωή κατά τη διάρκεια της θεραπείας τους, ενώ άλλοι μπορεί να γίνουν πολύ αδύναμοι και κουρασμένοι και χρειάζεται να επιβραδύνουν τους ρυθμούς της ζωής τους. Οποιοδήποτε χημειοθεραπευτικό φάρμακο μπορεί να προκαλέσει καταβολή. Αυτή μπορεί να διαρκέσει για μερικές μέρες ή να επιμείνει κατά τη διάρκεια, αλλά και μετά την ολοκλήρωση της θεραπείας. Φάρμακα όμως η βινκριστίνη, η βιμπλαστίνη και η σισπλατίνη συχνά προκαλούν καταβολή.

Οι παράγοντες που συμβάλλουν στην καταβολή είναι η αναιμία, η μειωμένη πρόσληψη τροφής και υγρών, τα φάρμακα, ο υποθυρεοειδισμός, ο πόνος, το στρες, η κατάθλιψη και η έλλειψη ύπνου (αυπνία) και ανάπαυσης.

Η ανάπαυση, η εξοικονόμηση ενέργειας και η διόρθωση των παραπάνω παραγόντων, μπορούν να βελτιώσουν την καταβολή.

Περισσότερες πληροφορίες μπορούν να βρεθούν στην ιστοσελίδα του NationalCancerInstitute:

http://www.cancer.gov/cancertopics/pdq/supportivecare/oralcomplications/Patient/page5

ΚΕΦΑΛΑΙΟ 5:

Λεμφοίδημα, οίδημα τραχήλου και αιμωδίες μετά την ακτινοβολία και τη χειρουργική επέμβαση

Λεμφοίδημα

Τα λεμφαγγεία αποχετεύουν υγρό από τους ιστούς και επιτρέπουν στα κύτταρα του ανοσοποιητικού συστήματος να ταξιδεύουν σε όλο το σώμα. Το λεμφοίδημα είναι μια εντοπισμένη κατακράτηση λεμφικού υγρού (λέμφου) και οίδημα των ιστών, που προκαλούνται από ένα επηρεασμένο λεμφικό σύστημα. Το λεμφοίδημα είναι μια κοινή επιπλοκή της ακτινοβολίας και της χειρουργικής επέμβασης για τον καρκίνο κεφαλής και τραχήλου, αποτελεί δε μια ανώμαλη άθροιση ενός πλούσιου σε πρωτεΐνες υγρού, στο χώρο μεταξύ των κυττάρων. Αυτό προκαλεί χρόνια φλεγμονή και αντιδραστική ίνωση των επηρεασμένων ιστών.

Η ακτινοβολία δημιουργεί ουλές, οι οποίες παρεμβαίνουν στη λειτουργία του λεμφαγγειακού δικτύου. Οι τραχηλικοί λεμφαδένες γενικά αφαιρούνται όταν εκτέμνεται ο καρκίνος. Όταν οι χειρουργοί αφαιρούν αυτούς τους λεμφαδένες, απομακρύνουν επίσης το αποχετευτικό σύστημα των λεμφαγγείων και διατέμνουνκάποια από τα αισθητικά νεύρα. Δυστυχώς, τα περισσότερα από τα αποκομμένα λεμφαγγεία και νεύρα έχουν κοπεί μόνιμα. Κατά συνέπεια, χρειάζεται περισσότερος χρόνος για την αποχέτευση του υγρού από την περιοχή, με αποτέλεσμα το οίδημα. Όπως στην πλημμύρα μετά από μια μεγάλη βροχή όπου το αποχετευτικό σύστημα είναι χαλασμένο, έτσι και η χειρουργική επέμβαση δημιουργεί μια κατάσταση, στην οποία η λέμφος δε μπορεί να αποχετευτεί κανονικά. Επίσης προκαλούνται αιμωδίες των περιοχών που νευρώνονταν από τα αποκομμένα νεύρα (συνήθως στον τράχηλο, τη γνάθο και πίσω από τα αυτιά). Αυτό έχει ως αποτέλεσμα, κάποια ποσότητα λέμφου να μην μπορεί να εισέλθει εκ νέου στη συστηματική κυκλοφορία και να αθροίζεται στους ιστούς.

Υπάρχουν δύο τύποι λεμφοιδήματος, που αναπτύσσονται σε ασθενείς με καρκίνο κεφαλής και τραχήλου: μια *εξωτερική* ορατή διόγκωση του δέρματος και των μαλακών μορίων και ένα *εσωτερικό* οίδημα του βλεννογόνου του φάρυγγα και του λάρυγγα. Το λεμφοίδημα γενικά εμφανίζεται αργά και προοδευτικά, είναι σπάνια επώδυνο, προκαλεί δυσφορία με την έννοια της αίσθησης βάρους και ευαισθησίας και μπορεί να οδηγήσει σε αλλαγές στο δέρμα.

Το λεμφοίδημα έχει διάφορα στάδια:

Στάδιο 0: Λανθάνον στάδιο – Χωρίς ορατό/ψηλαφητό οίδημα

Στάδιο 1: Άθροιση οιδήματος πλούσιου σε πρωτεΐνη, παρουσία ζυμώδους οιδήματος που μπορεί να μειωθεί με την ανύψωση της κεφαλής

Στάδιο 2: Προοδευτική αύξηση ζυμώδους οιδήματος, υπερπλασία συνδετικού ιστού (ίνωση)

Στάδιο3:Απώλεια ζυμώδους χαρακτήρα οιδήματος, παρουσία ίνωσης, σκλήρυνση και αλλαγές στο δέρμα

Το λεμφοίδημα της κεφαλής και του τραχήλου μπορεί να προκαλέσει διάφορες βλάβες.

Αυτές περιλαμβάνουν:

- Δυσκολία στην αναπνοή
- Αλλοιώσεις στην όραση
- Περιορισμούς στην κίνηση (μειωμένη κινητικότητα του τραχήλου, τρισμός και συσφιγκτικός πόνος στο θώρακα)
- Αισθητικές αλλοιώσεις
- Προβλήματα στην ομιλία, τη φωνή και την κατάποση (αδυναμία χρήσης λαρυγγόφωνου, δυσκολία στην άρθρωση του λόγου, σιελόρροια και απώλεια τροφής από το στόμα)
- Συναισθηματικά ζητήματα (κατάθλιψη, ντροπή, αναστάτωση)

Ευτυχώς, με την πάροδο του χρόνου το λεμφικό σύστημα βρίσκει νέους τρόπους αποχέτευσης και το οίδημα γενικά υποχωρεί. Ειδικοί στη μείωση του οιδήματος (συνήθως φυσικοθεραπευτές) μπορούν να βοηθήσουν τον ασθενή, ώστε να ενισχυθεί παροχέτευση και να βραχυνθεί το χρονικό διάστημα της ελάττωσης του οιδήματος. Αυτή η παρέμβαση μπορεί επίσης να προλάβει τη μόνιμη διόγκωση και την ανάπτυξη ίνωσης στην περιοχή.

Η αντιμετώπιση του λεμφοιδήματος περιλαμβάνει:

- Υποβοήθηση της λεμφικής αποχέτευσης με τα χέρια (πρόσωπο και τράχηλος, εν τω βάθει λεμφαγγεία, ενδοστοματικά)
- Πιεστική επίδεση και ειδικά ενδύματα
- Ασκήσεις αποκατάστασης
- Φροντίδα δέρματος
- Ελαστική θεραπευτική ταινία (Kinesiotape)
- Ογκολογική αποκατάσταση
- Τα διουρητικά, η χειρουργική εκτομή (ογκομειωτική επέμβαση), η λιποαναρρόφηση, οι αντλίες συμπίεσης και η ανύψωση της κεφαλής από μόνα τους, δεν είναι αποτελεσματικές θεραπείες

Η δυσκαμψία του τραχήλου και η διόγκωση λόγω λεμφοιδήματος βελτιώνονται, γενικά, με την πάροδο του χρόνου. Η τοποθέτηση του ανώτερου τμήματος του σώματος σε ανυψωμένη θέση, κατά τη διάρκεια του ύπνου, μπορεί να χρησιμοποιήσει τη βαρύτητα ώστε να επιταχύνει τη διαδικασία αποχέτευσης της λέμφου. Ένας ειδικός στην αντιμετώπιση του λεμφοιδήματος μπορεί να διενεργήσει, αλλά και να διδάξει στον ασθενή, την υποβοήθηση της λεμφικής αποχέτευσης με τα χέρια, η οποία μπορεί να βοηθήσει στη μείωση του οιδήματος. Αυτή η διαδικασία περιλαμβάνει έναν ειδικό τύπο απαλών μαλάξεων του δέρματος, με στόχο την υποβοήθηση της αποχέτευσης της στάσιμης λέμφου στην αιματική κυκλοφορία. Η κίνηση και η άσκηση είναι επίσης σημαντικές, για την υποβοήθηση της λεμφικής αποχέτευσης. Ένας ειδικός στο λεμφοίδημα κεφαλής και τραχήλου μπορεί να διδάξει στον ασθενή συγκεκριμένες ασκήσεις, ώστε αυτός να βελτιώσει το εύρος κίνησης της κεφαλής και του τραχήλου του.

Ένας ειδικός στο λεμφοίδημα κεφαλής και τραχήλου μπορεί να επιλέξει μη-ελαστικούς επιδέσμους ή ειδικά ενδύματα συμπίεσης, τα οποία μπορούν να εφαρμόζονται στο σπίτι. Αυτά ασκούν ήπια πίεση στις επηρεασμένες περιοχές, βοηθώντας έτσι την κινητοποίηση της λέμφου και αποτρέποντας την επανασυσσώρευσή της και το οίδημα. Η εφαρμογή επιδέσμων θα πρέπει να γίνεται με τον τρόπο που έχει καθορίσει ο ειδικός. Υπάρχουν διάφορες επιλογές, ανάλογα με την εντόπιση του λεμφοιδήματος, ώστε να βελτιώνεται η άνεση και να αποφεύγονται οι επιπλοκές της άσκησης πίεσης στον τράχηλο.

Υπάρχουν επίσης ασκήσεις οι οποίες μπορούν να μειώσουν τη δυσκαμψία του τραχήλου και να αυξήσουν το εύρος της κίνησής του. Χρειάζεται κανείς να κάνει αυτές τις ασκήσεις για όλη του τη ζωή, ώστε να διατηρεί μια καλή κινητικότητα στον τράχηλο. Αυτό είναι ιδιαίτερα αληθές στις περιπτώσεις όπου η δυσκαμψία οφείλεται σε ακτινοβολία. Είναι πολύ βοηθητικό να λαμβάνει κανείς θεραπεία, από πεπειραμένους φυσικοθεραπευτές, που μπορούν να διασπάσουν την ίνωση. Όσο πιο πρώιμη είναι η παρέμβαση, τόσο το καλύτερο.

Είναι επίσης διαθέσιμημια καινούρια θεραπευτική μέθοδος, η οποία μειώνει το λεμφοίδημα, την ίνωση και τη δυσκαμψία των μυών του τραχήλου, χρησιμοποιώντας εξωτερικά laser. Αυτή η μέθοδος χρησιμοποιεί μια χαμηλής ενέργειας ακτίνα laser, η οποία χορηγείται από έναν πεπειραμένο φυσικοθεραπευτή. Η ακτίνα laser διεισδύει στους ιστούς, όπου απορροφάται από τα κύτταρα και αλλάζει τις μεταβολικές τους διεργασίες. Η ακτίνα παράγεται από μια φορητή μονάδα, την LTU-904 PortableLaserTherapeuticUnit (http://www.stepupspeakout.org/Laser%20Brochure.pdf). Αυτή η θεραπεία μπορεί να ελαττώσει το λεμφοίδημα στον τράχηλο και το πρόσωπο και αυξάνει το εύρος κίνησης της κεφαλής. Είναι μια ανώδυνη μέθοδος, η οποία διενεργείται τοποθετώντας την κεφαλή του laser σε διάφορες τοποθεσίες στον τράχηλο, για διαστήματα διάρκειας περίπου 10 δευτερολέπτων.

Υπάρχουν ειδικοί φυσικοθεραπευτές στις περισσότερες κοινότητες, οι οποίοι ειδικεύονται στη μείωση της διόγκωσης και του οιδήματος. Πρέπει κανείς να συμβουλεύεται το χειρουργό του, ώστε να εξεταστεί το κατά πόσο η φυσικοθεραπεία είναι μια καλή θεραπευτική επιλογή για το λεμφοίδημά του.

Το εθνικό δίκτυο των Η.Π.Α. για το λεμφοίδημα (NationalLymphedemaNetwork) διαθέτει μια ιστοσελίδα, η οποία περιέχει ένα κατάλογο ειδικών στη θεραπεία του λεμφοιδήματος στη Βόρεια Αμερική, την Ευρώπη και την Αυστραλία (http://www.lymphnet.org/resourceGuide/findTreatment.htm).

Ένας οδηγός αυτοχορηγούμενων μαλάξεων στο πρόσωπο και τον τράχηλο είναι διαθέσιμοςστην παρακάτω διεύθυνση:http://www.aurorahealthcare.org/FYWB_pdfs/x23169.pdf

Μετεγχειρητικές αιμωδίες δέρματος

Γενικά, οι τραχηλικοί λεμφαδένες αφαιρούνται όταν εκτέμνεται ο καρκίνος. Όταν οι χειρουργοί αφαιρούν αυτούς τους αδένες, διατέμνουν επίσης και κάποια από τα αισθητικά νεύρα που νευρώνουν το δέρμα του κατώτερου προσώπου και του τραχήλου. Αυτό προκαλεί αιμωδίες (μουδιάσματα) στις περιοχές που νευρώνονται από το κομμένα νεύρα. Κάποιες από τις μουδιασμένες περιοχές μπορούν να ανακτήσουν αισθητικότητα, στους μήνες που ακολουθούν τη χειρουργική επέμβαση. Κάποιες άλλες μπορεί να μείνουν μόνιμα μουδιασμένες.

Οι περισσότεροι ασθενείς συνηθίζουν την αιμωδία και είναι σε θέση να εμποδίσουν την πρόκληση βλάβης στο δέρμα τους, από αιχμηρά αντικείμενα, θερμότητα ή παγετό. Οι άνδρες μαθαίνουν να μην τραυματίζουν την επηρεασμένη περιοχή όταν ξυρίζονται.

Το μουδιασμένο δέρμα θα πρέπει να προστατεύεται από τα ηλιακά εγκαύματα, χρησιμοποιώντας αντηλιακά προϊόντα και/ή προστατεύοντας το με κάποιο ένδυμα. Τα κρυοπαγήματα μπορούν να προλαμβάνονται, καλύπτοντας την περιοχή με ένα μαντήλι.

ΚΕΦΑΛΑΙΟ 6:

Μέθοδοι ομιλίας μετά τη λαρυγγεκτομή

Παρόλο που με την ολική λαρυγγεκτομή αφαιρείται ολόκληρος ο λάρυγγας (φωνητικές χορδές/συσκευή φωνής), οι περισσότεροι λαρυγγεκτομηθέντες μπορούν να αποκτήσουν ένα νέο τρόπο ομιλίας. Περίπου το 85-90% των λαρυγγεκτομηθέντων μαθαίνουν να μιλούν, χρησιμοποιώντας μία από τις τρεις κύριες μεθόδους ομιλίας που περιγράφονται παρακάτω. Περίπου το 10% αυτών, δεν επικοινωνεί με ομιλία αλλά μπορεί να χρησιμοποιήσει ηλεκτρονικό υπολογιστή ή άλλες μεθόδους επικοινωνίας.

Οι ασθενείς φυσιολογικά μιλούν, εκπνέοντας αέρα από τους πνεύμονές τους ώστε να δονήσουν τις φωνητικές τους χορδές. Αυτοί οι ήχοι δόνησης τροποποιούνται στο στόμα από τη γλώσσα, τα χείλη και τα δόντια, ώστε να παραχθούν οι ήχοι που δημιουργούν την ομιλία. Παρόλο που οι φωνητικές χορδές, οι οποίες είναι η πηγή των δονούμενων ήχων, αφαιρούνται με την ολική λαρυγγεκτομή, μπορούν να δημιουργηθούν άλλες μορφές ομιλίας, χρησιμοποιώντας μια καινούρια οδό για τον αέρα και ένα νέο τμήμα του αεραγωγού για δόνηση. Μια άλλη μέθοδος παράγει δονήσεις μέσω μιας τεχνητής πηγής, η οποία τοποθετείται εξωτερικά στο φάρυγγα ή το στόμα και χρησιμοποιεί τα διάφορα μέρη του στόματος για να σχηματίσει ομιλία.

Η μέθοδος που θα χρησιμοποιηθεί από τον ασθενή, για να ξαναμιλήσει, εξαρτάται από το είδος της χειρουργικής επέμβασης. Κάποιοι άνθρωποι μπορεί να περιοριστούν σε μία μόνο μέθοδο ενώ άλλοι μπορεί να έχουν διάφορες επιλογές.

Η κάθε μέθοδος έχει μοναδικά χαρακτηριστικά, πλεονεκτήματα και μειονεκτήματα. Ο στόχος της κατάκτησης μιας καινούριας μεθόδου ομιλίας είναι να καλύπτει τις ανάγκες επικοινωνίας του κάθε λαρυγγεκτομηθέντα.

Οι λογοθεραπευτές μπορούν να βοηθήσουν και να καθοδηγήσουν τους λαρυγγεκτομηθέντες, ως προς την κατάλληλη χρήση των μεθόδων και των συσκευών που χρησιμοποιούν, για να πετύχουν την πιο κατανοητή ομιλία. Η ομιλία βελτιώνεται σημαντικά στο διάστημα μεταξύ έξι μηνών και ενός έτους μετά την ολική λαρυγγεκτομή. Η ενεργός αποκατάσταση φωνής σχετίζεται με την απόκτηση καλύτερης λειτουργικά ομιλίας.

Οι τρεις κύριες μέθοδοι ομιλίας μετά τη λαρυγγεκτομή είναι:

1. Τραχειοοισοφαγική ομιλία

Στην τραχειοοισοφαγική ομιλία, ο αέρας από τους πνεύμονες εκπνέεται από την τραχεία εντός του οισοφάγου, μέσω μιας μικρής φωνητικής πρόθεσης από σιλικόνη, η οποία συνδέει τους δύο χώρους. Έτσι οι δονήσεις παράγονται από τον κατώτερο φάρυγγα (Εικόνα 2).

Η φωνητική πρόθεση εισάγεται εντός ενός τραχειοοισοφαγικού συριγγίου (ΤΟΣ), το οποίο δημιουργείται από το χειρουργό, στο ύψος της τραχειοστομίας. Το συρίγγιο διανοίγεται στο οπίσθιο τμήμα της τραχείας και πορεύεται προς τον οισοφάγο. Η οπή μεταξύ τραχείας και οισοφάγου μπορεί να γίνει στον ίδιο χρόνο με τη λαρυγγεκτομή (πρωτογενής κατασκευή) ή μετά την επούλωση από τη χειρουργική επέμβαση (δευτερογενής κατασκευή). Ένας μικρός σωλήνας, ο οποίοςονομάζεται φωνητική πρόθεση, εισάγεται σε αυτήν την οπή και εμποδίζει την αυτόματη σύγκλειση του συριγγίου. Διαθέτει μια βαλβίδα μονής ροής στο άκρο που βρίσκεται εντός του οισοφάγου, η οποία επιτρέπει τη δίοδο αέρα μέσα σε αυτόν αλλά εμποδίζει τη δίοδο των τροφών προς την τραχεία και τους πνεύμονες.

Η ομιλία είναι δυνατή, εκτρέποντας τον εκπνεόμενο αέρα δια της πρόθεσης εντός του οισοφάγου, αποκλείοντας προσωρινά την τραχειοστομία. Αυτό μπορεί να γίνει σφραγίζοντάς την με ένα δάχτυλο ή πιέζοντας ένα ειδικό φίλτρο ανταλλαγής θερμότητας και υγρασίας (HeatandMoistureExchanger, HME), το οποίο εφαρμόζεται επί της τραχειοστομίας (Βλ. **Πλεονεκτήματα HME**, σελ. 54). Ένα HME επαναφέρει μερικώς τη χαμένη ρινική λειτουργία. Κάποιοι ασθενείς χρησιμοποιούν ένα ελεύθερο χειρών HME(αυτόματη βαλβίδα ομιλίας), το οποίο ενεργοποιείται με την ομιλία (Βλ. **Χρησιμοποιώντας ένα ελεύθερο χειρών HME**, σελ. 58).

Με τη σφράγιση της τραχειοστομίας ο εκπνεόμενος αέρας εκ των πνευμόνων κινείται μέσω της πρόθεσης στον οισοφάγο, προκαλώντας τη δόνηση των τοιχωμάτων του οισοφάγου και του ανώτερου τμήματός του. Αυτές οι δονήσεις χρησιμοποιούνται από το στόμα (γλώσσα, χείλη, δόντια κλπ.) ώστε να δημιουργηθούν οι ήχοι της ομιλίας.

Υπάρχουν δύο διαφορετικοί βασικοί τύποι φωνητικών προθέσεων: η αλλασσόμενη από τον ασθενή, η οποία έχει σχεδιαστεί για να αντικαθίσταται από το λαρυγγεκτομηθέντα ή κάποιο άλλο άτομο και η μόνιμη, η οποία απαιτεί την αντικατάστασή της από εξειδικευμένο προσωπικό (ωτορινολαρυγγολόγο ή λογοθεραπευτή).

Το ΗΜΕ ή μια ελεύθερη χειρών βαλβίδα μπορούν να συνδεθούν εμπρός από την τραχειοστομία με διάφορους τρόπους: μέσω μιας υποδοχής (ή πλάκας) η οποία προσκολλάται με ταινία ή κόλλα στο δέρμα μπροστά από τη στομία ή μέσω ενός σωλήνα λαρυγγεκτομής ή ενός κομβίου τραχειοστομίας, τα οποία τοποθετούνται εντός της τραχειοστομίας.

Οι ασθενείς οι οποίοι χρησιμοποιούν μια φωνητική πρόθεση, είχαν τα βέλτιστα αποτελέσματα έξι μήνες με ένα χρόνο μετά την ολική λαρυγγεκτομή.

Τραχειοοισοφαγική Φωνητική Πρόθεση

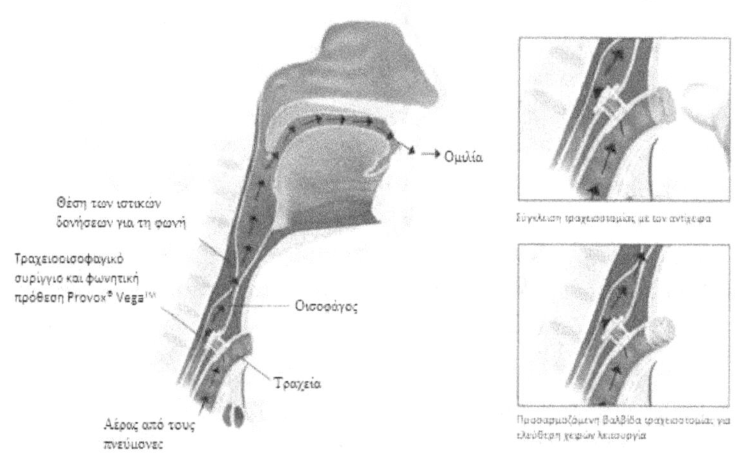

Εικόνα 2: Τραχειοοισοφαγική ομιλία

2. Οισοφάγειος ομιλία

Στην οισοφάγειο ομιλία οι δονήσεις παράγονται από αέρα που βγαίνει από τον οισοφάγο, ως ερυγή (Εικόνα 3). Αυτή η μέθοδος δεν απαιτεί κανένα όργανο.

Από τους τρεις κύριους τύπους ομιλίας μετά τη λαρυγγεκτομή, η οισοφάγειος ομιλία συνήθως παίρνει τον περισσότερο χρόνο, για να τη μάθει κανείς. Ωστόσο, έχει διάφορα πλεονεκτήματα, εκ των οποίων η ελευθερία από συσκευές ή άλλα όργανα είναι ίσως το σημαντικότερο.

Κάποιοι λογοθεραπευτές είναι εξοικειωμένοι με την οισοφάγειο ομιλία και μπορούν να βοηθήσουν τους λαρυγγεκτομηθέντες, στην εκμάθηση αυτής της μεθόδου ομιλίας. Επίσης, βιβλία και κασέτες αυτοκαθοδήγησης μπορούν να είναι βοηθητικά.

Οισοφάγειος Ομιλία

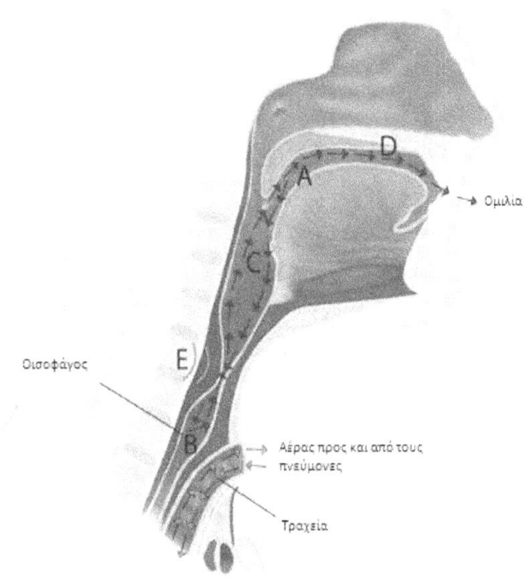

Εικόνα 3: Οισοφάγειος ομιλία

3. Λαρυγγόφωνο ή ομιλία με τεχνητό λάρυγγα

Οι ταλαντώσεις σε αυτή τη μέθοδο ομιλίας παράγονται από μια εξωτερικά χειριζόμενη συσκευή δονήσεων, με μπαταρία (που ονομάζεται λαρυγγόφωνο ή τεχνητός λάρυγγας) και η οποία συνήθως τοποθετείται στο μάγουλο ή κάτω από το πηγούνι (Εικόνα 4).

Παράγει ένα δονούμενο βουητό, το οποίο φτάνει μέχρι το φάρυγγα και το στόμα του χρήστη. Ο ασθενής έπειτα τροποποιεί τον ήχο, χρησιμοποιώντας το στόμα του για να δημιουργήσει ομιλία.

Υπάρχουν δύο κύριες μέθοδοι μετάδοσης των δονούμενων ήχων που παράγονται από τον τεχνητό λάρυγγα, στο φάρυγγα και το στόμα. Η μία είναι απευθείας μέσα στο στόμα, μέσω ενός καθετήρα σαν καλαμάκι και η άλλη είναι μέσω του δέρματος του τραχήλου και του προσώπου. Στην τελευταία μέθοδο, το λαρυγγόφωνο (ΛΦ) τοποθετείται στο πρόσωπο ή τον τράχηλο.

Τα ΛΦ χρησιμοποιούνται συχνά από τους λαρυγγεκτομηθέντες, αμέσως μετά τη λαρυγγεκτομή τους και ενόσω ακόμη νοσηλεύονται. Εξαιτίας του οιδήματος του τραχήλου και των χειρουργικών τραυμάτων, προτιμάται σε αυτή τη φάση, η ενδοστοματική οδός μετάδοσης των δονήσεων. Πολλοί λαρυγγεκτομηθέντες μπορούν να μάθουν άλλες μεθόδους ομιλίας αργότερα. Ωστόσο, μπορούν πάντα να χρησιμοποιούν ένα ΛΦ ως μια εφεδρική μέθοδο, σε περίπτωση που αντιμετωπίσουν προβλήματα με τις υπόλοιπες μεθόδους ομιλίας.

Μηχανισμός Ομιλίας με Λαρυγγόφωνο

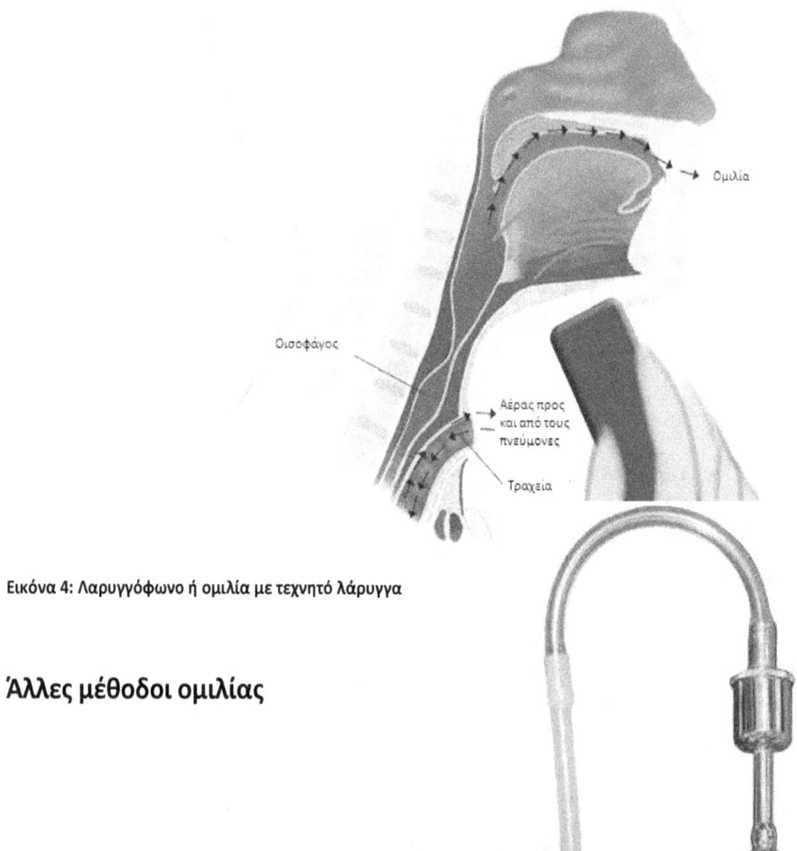

Εικόνα 4: Λαρυγγόφωνο ή ομιλία με τεχνητό λάρυγγα

Άλλες μέθοδοι ομιλίας

Ένας πνευματικός τεχνητός λάρυγγα (ονομάζεται και Λάρυγγας Τόκιο) είναι επίσης διαθέσιμος για την παραγωγή ομιλίας. Αυτή η μέθοδος χρησιμοποιεί τον αέρα των πνευμόνων, για να προκαλέσει δόνηση σε ένα υλικό από καλάμι ή λάστιχο που παράγει ήχο (Φωτογραφία 1). Το κύπελλο της συσκευής τοποθετείται μπροστά και πάνω από την τραχειοστομία και ο σωλήνας της εισέρχεται στο στόμα. Ο παραγόμενος ήχος εισάγεται στο στόμα από το σωλήνα. Δε χρειάζεται μπαταρίες και γενικά δεν είναι ακριβό.

Φωτογραφία 1: Πνευματικός

Τεχνητός Λάρυγγας

Όσοι δεν μπορούν να χρησιμοποιήσουν οποιαδήποτε από τις παραπάνω μεθόδους, μπορούν να βρουν χρήσιμη την ομιλία που παράγεται από έναν υπολογιστή, χρησιμοποιώντας ένα τυπικό φορητό υπολογιστή ή ένα ηλεκτρονικό βοήθημα ομιλίας γι' αυτό το σκοπό. Ο χρήστης πληκτρολογεί αυτό που θέλει να πει και ο υπολογιστής εκφωνεί αυτό που έχει πληκτρολογηθεί. Κάποια κινητά τηλέφωνα μπορούν να λειτουργήσουν με τον ίδιο τρόπο.

Διαφραγματική αναπνοή και ομιλία

Η διαφραγματική αναπνοή (ονομάζεται επίσης κοιλιακή αναπνοή) είναι ο τρόπος με τον οποίο κανείς αναπνέει αργά και βαθιά, χρησιμοποιώντας το μυ του διαφράγματος αντί για τους μύες του πλευρών (θωρακικός κλωβός). Στη διαφραγματική αναπνοή, εκτείνεται η κοιλιά αντί για το θώρακα. Αυτή η μέθοδος αναπνοής επιτρέπει μεγαλύτερη χρήση της χωρητικότητας των πνευμόνων, για την εξασφάλιση οξυγόνου και την απόδοση διοξειδίου του άνθρακα. Όσοι αναπνέουν με τον τράχηλο συχνά αναπνέουν ρηχά, και χρησιμοποιούν ένα σχετικά μικρό τμήμα της χωρητικότητας των πνευμόνων τους. Το να εξοικειωθεί κανείς με το να αναπνέει χρησιμοποιώντας το διάφραγμά του, μπορεί να αυξήσει την αντοχή του και να βελτιώσει την οισοφάγειο και την τραχειοοισοφαγική του ομιλία.

Αύξηση της έντασης της φωνής με τη χρήση ενός ενισχυτή φωνής

Ένα από τα προβλήματα που αντιμετωπίζονται κατά τη χρήση της τραειοοισοφαγικής ή της οισοφάγειου ομιλίας είναι η αδυναμία αύξησης της έντασης. Η χρήση ενός ενισχυτή φωνής χειρός επιτρέπει σε κάποιον να μιλήσει με λιγότερη προσπάθεια και να ακουστεί, ακόμη και σε περιβάλλον με θόρυβο. Μπορεί επίσης να εμποδίσει την αποκόλληση της πλάκας της τραχειοστομίας, καθώς ο λαρυγγεκτομηθείς ο οποίος χρησιμοποιεί τραχειοοισοφαγική ομιλία δε χρειάζεται πια να δημιουργεί μια ισχυρή εκπνευστική πίεση για να αυξήσει την ένταση της, παραγόμενης από τη φωνητική πρόθεση, φωνής.

Τηλεφωνική συνομιλία

Οι τηλεφωνικές συνομιλίες είναι συχνά δύσκολες για τους λαρυγγεκτομηθέντες. Η φωνή τους είναι δεν είναι εύκολο να γίνει κατανοητή και κάποιες φορές μπορεί να έρχονται αντιμέτωποι με κλείσιμο του τηλεφώνου.

Είναι καλύτερο να ενημερώνεται ο συνομιλητής σχετικά με τις δυσκολίες ομιλίας του λαρυγγεκτομηθέντα, ρωτώντας συνήθως «μπορείτε να με ακούσετε;». Αυτό μπορεί να επιτρέψει στο λαρυγγεκτομηθέντα να ενημερώσει και να εξηγήσει στο συνομιλητή του τις δυσκολίες σχετικά με την ομιλία του.

Υπάρχουν διαθέσιμες τηλεφωνικές συσκευές οι οποίες μπορούν να ενισχύσουν τη φωνή εξόδου, κάνοντας ευκολότερο στο λαρυγγεκτομηθέντα το να ακουστεί και να γίνει κατανοητός.

Στις Η.Π.Α. μια εθνική τηλεφωνική υπηρεσία επιτρέπει σε ένα άτομο με δυσκολίες στην ομιλία, να επικοινωνεί μέσω τηλεφώνου με τη βοήθεια ενός ειδικά εκπαιδευμένου Βοηθού Επικοινωνίας. Δε χρειάζεται κάποιο ειδικό τηλέφωνο για αυτή την υπηρεσία. Ο τριψήφιος αριθμός 711 μπορεί να χρησιμοποιηθεί ως συντόμευση για πρόσβαση στην Υπηρεσία Προώθησης Τηλεπικοινωνιών (Telecommunications Relay Services, TRS), οπουδήποτε στις Η.Π.Α. Η υπηρεσία αυτή διευκολύνει τις τηλεφωνικές συνομιλίες μεταξύ ενός ή περισσότερων ατόμων με δυσκολίες στην ομιλία και την ακοή. Όλοι οι πάροχοι τηλεπικοινωνιών στις Η.Π.Α., συμπεριλαμβανομένων της σταθερής, της κινητής και της τηλεφωνίας μέσω τηλεφώνων επί πληρωμή, πρέπει να παρέχουν την υπηρεσία του 711.

Η αποστολή γραπτών μηνυμάτων μέσω κινητών τηλεφώνων μπορεί να βοηθήσει τους λαρυγγεκτομηθέντες να επικοινωνούν σε θορυβώδες περιβάλλον ή όταν έχουν άλλες δυσκολίες στην επικοινωνία.

ΚΕΦΑΛΑΙΟ 7:

Εκκρίσεις και αναπνευστική φροντίδα

Η παραγωγή εκκρίσεων είναι ο τρόπος του σώματος να προστατεύει και να διατηρεί την υγεία της τραχείας και των πνευμόνων. Οι εκκρίσεις λιπαίνουν και διατηρούν υγρό τον αεραγωγό. Μετά τη λαρυγγεκτομή, η τραχεία ανοίγεται στην τραχειοστομία και οι λαρυγγεκτομηθέντες δεν είναι πλέον ικανοί να βήξουν τις εκκρίσεις στο στόμα τους και μετά να τις απομακρύνουν ή να φυσήξουν τη μύτη τους. Παραμένει πολύ σημαντική η απόχρεμψη των εκκρίσεων, ωστόσο κάτι τέτοιο πλέον γίνεται από την τραχειοστομία.

Η απόχρεμψη με το βήχα αυτών των εκκρίσεων, από την τραχειοστομία, είναι ο μόνος τρόπος με τον οποίο οι λαρυγγεκτομηθέντες μπορούν να διατηρούν την τραχεία και τους πνεύμονές τους καθαρούς από μικροοργανισμούς, σκόνη και άλλα σωματίδια τα οποία εισέρχονται στον αεραγωγό. Κάθε φορά που εκδηλώνεται η ανάγκη για βήχα ή φτάρνισμα, ο λαρυγγεκτομηθείς πρέπει να αφαιρέσει γρήγορα το κάλυμμα της τραχειοστομίας ή το ΗΜΕ και να χρησιμοποιήσει ένα χαρτομάντηλο ή ένα μαντήλι, για να καλύψει την τραχειοστομία και να συγκρατήσει σε αυτά τις εκκρίσεις.

Η ιδανική σύσταση των εκκρίσεων είναι η διαυγής ή σχεδόν διαυγής και υδαρής. Τέτοια σύσταση, ωστόσο, δεν είναι εύκολο να διατηρηθεί εξαιτίας αλλαγών στο περιβάλλον και τον καιρό. Διάφορα βήματα μπορούν να επαναλαμβάνονται, ώστε να διατηρείται μια υγιής παραγωγή εκκρίσεων όπως θα φανεί πιο κάτω.

Παραγωγή εκκρίσεων και αύξηση της υγρασίας του αέρα

Προτού γίνει κάποιος λαρυγγεκτομηθείς, ο εισπνεόμενος αέρας θερμαίνεται στη θερμοκρασία του σώματος, υγραίνεται και καθαρίζεται από μικροοργανισμούς και σωματίδια σκόνης, από το ανώτερο τμήμα του αναπνευστικού συστήματος. Από τη στιγμή που αυτές οι λειτουργίες παύουν να συμβαίνουν μετά τη λαρυγγεκτομή, είναι σημαντικό να ανακτηθούν με κάποιον τρόπο.

Μετά τη λαρυγγεκτομή ο εισπνεόμενος αέρας δεν υγροποιείται με τη δίοδό του από τη μύτη και το στόμα. Αντίστοιχα, αναπτύσσεται ξηρότητα και ερεθισμός της τραχείας και υπερπαραγωγή εκκρίσεων. Ευτυχώς η τραχεία γίνεται πιο ανθεκτική στον ξηρό αέρα με την πάροδο του χρόνου. Ωστόσο, όταν τα επίπεδα υγρασίας είναι υπερβολικά χαμηλά, η τραχεία μπορεί να ξηραθεί σημαντικά, να εμφανίσει εκδορές και να σημειώσει μικρές αιμορραγίες. Εάν η αιμορραγία είναι σημαντική ή δεν ανταποκρίνεται στην αύξηση της υγρασίας, θα πρέπει ο ασθενής να εκτιμηθεί από ιατρό. Το ίδιο θα πρέπει να γίνει και στην περίπτωση που αυξηθεί η ποσότητα ή αλλάξει το χρώμα των εκκρίσεων.

Η επαναφορά της εφύγρανσης του εισπνεόμενου αέρα ελαττώνει την υπερπαραγωγή εκκρίσεων σε ένα επαρκές επίπεδο. Αυτό θα μειώσει τις πιθανότητες για απροσδόκητο βήχα και απόφραξη του ΗΜΕ. Η αύξηση της υγρασίας στο σπίτι σε ένα επίπεδο σχετικής υγρασίας 40-50% (όχι υψηλότερα), μπορεί να βοηθήσει στην ελάττωση της παραγωγής εκκρίσεων και την αποφυγή της ξηρότητας, των εκδορών και της αιμορραγίας της τραχειοστομίας και της τραχείας. Αυτές οι εκδορές, εκτός από επώδυνες, αποτελούν δυνητικές εστίες επιμόλυνσης.

Τα βήματα για την επίτευξη καλύτερης εφύγρανσης περιλαμβάνουν:

- Τη συνεχή εφαρμογή ενός ΗΜΕ που διατηρεί υψηλότερη την τραχειακή υγρασία και τη θερμότητα εντός των πνευμόνων
- Τη διαβροχή του καλύμματος της τραχειοστομίας ώστε να εισπνέεται υγρός αέρας (σε όσους φορούν ένα τέτοιο κάλυμμα). Παρόλο που είναι λιγότερο αποτελεσματικό από ένα ΗΜΕ, η διαβροχή με απλό καθαρό νερό του αφρώδους φίλτρου ή του καλύμματος της τραχειοστομίας, μπορεί επίσης να βοηθήσει στην αύξηση της εφύγρανσης
- Την κατανάλωση αρκετών υγρών ώστε να είναι επαρκώς ενυδατωμένος ο ασθενής
- Την εισαγωγή 3-5cc φυσιολογικού ορού εντός της τραχειοστομίας τουλάχιστον δύο φορές την ημέρα
- Τη διενέργεια ενός ντους με αρκετούς υδρατμούς ή την αναπνοή πάνω από τους παραγόμενους υδρατμούς μιας κατσαρόλας, με νερό που βράζει (σε απόσταση ασφαλείας)
- Τη χρήση ενός υγραντήρα στο σπίτι ώστε να επιτυγχάνεται 40-50% υγρασία και ενός υγρομέτρου για την παρακολούθηση της. Αυτό είναι σημαντικό τόσο κατά τη διάρκεια του καλοκαιριού, με τη χρήση των κλιματιστικών όσο και κατά τη διάρκεια του χειμώνα με τη χρήση της θέρμανσης

Υπάρχουν δύο τύποι φορητών υγραντήρων – αυτοί που παράγουν ατμό και αυτοί που εξατμίζουν το νερό. Ένας ψηφιακός μετρητής υγρασίας (υγρόμετρο) μπορεί να βοηθήσει στον έλεγχο των επιπέδων υγρασίας. Με την πάροδο του χρόνου, καθώς ο αεραγωγός προσαρμόζεται, μπορεί να μειωθεί η ανάγκη συνεχούς χρήσης ενός υγραντήρα.

Φροντίδα του αεραγωγού και του τραχήλου ειδικά κατά τον κρύο χειμώνα και το μεγάλο υψόμετρο

Ο χειμώνας και το μεγάλο υψόμετρο μπορεί να δυσκολέψουν τους λαρυγγεκτομηθέντες. Ο αέρας σε μεγάλο υψόμετρο είναι αραιότερος και ψυχρότερος και ως εκ τούτου ξηρότερος. Πριν από τη λαρυγγεκτομή, ο αέρας εισπνέεται από τη μύτη όπου γίνεται θερμότερος και υγρότερος, πριν να εισέλθει στους πνεύμονες. Μετά τη λαρυγγεκτομή, ο αέρας δεν εισπνέεται πια από τη μύτη και εισέρχεται στην τραχεία απευθείας από την τραχειοστομία. Ο ψυχρός αέρας είναι ξηρότερος από το θερμό και περισσότερο ερεθιστικός για την τραχεία. Αυτό συμβαίνει διότι ο ψυχρός αέρας περιέχει λιγότερη υγρασία και επομένως μπορεί να ξηράνει την τραχεία και να προκαλέσει αιμορραγία. Οι εκκρίσεις μπορούν επίσης να γίνουν ξηρότερες και να αποφράξουν την τραχεία.

Η αναπνοή ψυχρού αέρα μπορεί να έχει επίσης μια ερεθιστική επίδραση στον αεραγωγό, προκαλώντας τη σύσπαση των λείων μυών που περιβάλλουν τον αεραγωγό (βρογχόσπασμος). Αυτό μειώνει το μέγεθος του αεραγωγού και καθιστά δυσκολότερη τη διέλευση του αέρα από και προς τους πνεύμονες, επιδεινώνοντας έτσι τη δύσπνοια.

Η φροντίδα του αεραγωγού περιλαμβάνει όλα τα βήματα που περιεγράφηκαν προηγουμένως, καθώς και:

- Την ενεργητική απόχρεμψη ή την αναρρόφηση των εκκρίσεων με τη χρήση μιας συσκευής αναρρόφησης, ώστε να καθαρίζεται ο αεραγωγός
- Την αποφυγή έκθεσης σε ψυχρό, ξηρό ή σκονισμένο αέρα
- Την αποφυγή σκόνης, ερεθιστικών αερίων ή αλλεργιογόνων
- Όταν κάποιος εκτίθεται σε ψυχρό αέρα, θα πρέπει να καλύπτει την τραχειοστομία με ένα χαλαρό μαντήλι ή κουμπώνοντας μέχρι το λαιμό το πανωφόρι του και να αναπνέει μεταξύ αυτών, ώστε να θερμαίνει τον εισπνεόμενο αέρα
- Την αποφυγή εισόδου νερού εντός της τραχειοστομίας όταν λούζεται ή κάνει μπάνιο

Μετά τη λαρυγγεκτομή που περιλαμβάνει τραχηλική εκσκαφή, οι περισσότεροι ασθενείς αναπτύσσουν περιοχές με αιμωδίες στον τράχηλό, στο πηγούνι και πίσω από τα αυτιά τους. Κατά συνέπεια, δεν μπορούν να αισθανθούν τον ψυχρό αέρα και μπορεί να αναπτύξουν κρυοπαγήματα σε αυτές τις θέσεις.

Είναι, επομένως, σημαντικό να καλύπτουν αυτές τις περιοχές με ένα μαντήλι ή κάποιο ένδυμα.

Χρήση συσκευής αναρρόφησης για βύσματα βλέννης

Μια συσκευή αναρρόφησης παραγγέλνεται συχνά για ένα λαρυγγεκτομηθέντα, προτού εκείνος εξέλθει από το νοσοκομείο για το σπίτι. Μπορεί να χρησιμοποιηθεί για να αναρροφώνται οι βλεννώδεις εκκρίσεις, όταν κάποιος δε μπορεί να τις απομακρύνει βήχοντας και/ή για την αφαίρεση βυσμάτων βλέννης. Ένα βύσμα βλέννης μπορεί να αναπτυχθεί όταν οι εκκρίσεις γίνουν παχύρευστες και κολλώδεις, δημιουργώντας ένα βύσμα που αποφράσσει μερικώς ή – σπανιότερα- πλήρως τον αεραγωγό.

Το βύσμα μπορεί να προκαλέσει μια ξαφνική και αδικαιολόγητη δύσπνοια. Μια συσκευή αναρρόφησης μπορεί να χρησιμοποιηθεί σε αυτές τις συνθήκες, ώστε να απομακρυνθεί το βύσμα. Θα πρέπει, επομένως, να είναι εύκολα διαθέσιμη ώστε να αντιμετωπιστεί μια τέτοια επείγουσα κατάσταση. Τα βύσματα βλέννης μπορούν επίσης να αφαιρεθούν χρησιμοποιώντας μια φύσιγγα φυσιολογικού ορού (στείρο αλατούχο διάλυμα 0,9% σε πλαστικό φιαλίδιο) ή ρίχνοντας φυσιολογικό ορό εντός της τραχειοστομίας. Ο φυσιολογικός ορός μπορεί να χαλαρώσει την πρόσφυση του βύσματος και εν συνεχεία να το βήξει ο ασθενής. Αυτή η κατάσταση μπορεί να γίνει επείγουσα και εάν το βύσμα δεν αφαιρεθεί επιτυχώς μετά από αρκετές προσπάθειες, να απαιτηθεί επείγουσα βοήθεια μέσω κλήσης στο 166.

Αιμόπτυση

Το αίμα εντός των εκκρίσεων μπορεί να προέρχεται από διάφορες πηγές. Η πιο κοινή είναι μια εκδορά εντός της τραχειοστομίας. Αυτή η εκδορά μπορεί να προκληθεί από τραυματισμό κατά τη διαδικασία καθαρισμού της τραχειοστομίας. Το αίμα γενικά εμφανίζεται ζωηρό ερυθρό. Άλλη μια κοινή αιτία αιμόπτυσης σε ένα λαρυγγεκτομηθέντα είναι ο ερεθισμός της τραχείας, εξαιτίας ξηρότητας η οποία είναι συχνή το χειμώνα. Συστήνεται να διατηρείται ένα περιβάλλον στο σπίτι με επαρκή επίπεδα υγρασίας (περίπου 40-50%), ώστε να διευκολύνεται η ελαχιστοποίηση της ξηρότητας της τραχείας. Η διαβροχή φυσιολογικού ορού εντός της τραχειοστομίας μπορεί επίσης να βοηθήσει (Βλ. **Παραγωγή εκκρίσεων**, σελ. 44).

Οι αιματηρές εκκρίσεις μπορούν επίσης να είναι σύμπτωμα πνευμονίας, φυματίωσης, καρκίνου του πνεύμονα ή άλλου προβλήματος των πνευμόνων.

Η εμμένουσα αιμόπτυση θα πρέπει να αξιολογείται από ένα επαγγελματία υγείας με πείρα. Κάτι τέτοιο μπορεί να είναι επείγον, εάν σχετίζεται με δυσκολίες στην αναπνοή ή/και πόνο.

Ρινική καταρροή

Επειδή οι λαρυγγεκτομηθέντες δε μπορούν πλέον να αναπνεύσουν από τη μύτη, οι ρινικές εκκρίσεις δεν ξηραίνονται πια από το εισπνεόμενο ρεύμα αέρα. Συνεπώς, όταν αθροιστούν αρκετές εκκρίσεις αυτές στάζουν από τη μύτη του ασθενούς. Αυτό είναι ιδιαίτερα συχνό, όταν κανείς εκτεθεί σε κρύο και υγρό αέρα ή ερεθιστικές οσμές. Η αποφυγή αυτών των συνθηκών μπορεί να εμποδίσει την εμφάνιση ρινικής καταρροής.

Το σκούπισμα των εκκρίσεων αυτών είναι η καλύτερη πρακτική λύση. Οι λαρυγγεκτομηθέντες που χρησιμοποιούν μια φωνητική πρόθεση, μπορεί να είναι σε θέση να φυσήξουν τη μύτη τους, αποφράσσοντας την τραχειοστομία και εκτρέποντας τον αέρα στη μύτη.

Αναπνευστική αποκατάσταση

Μετά τη λαρυγγεκτομή ο εισπνεόμενος αέρας παρακάμπτει το ανώτερο τμήμα του αναπνευστικού συστήματος και εισέρχεται στην τραχεία και τους πνεύμονες, απευθείας μέσω της τραχειοστομίας. Ως εκ τούτου, οι λαρυγγεκτομηθέντες χάνουν το τμήμα εκείνο του αναπνευστικού συστήματος που χρησιμεύει στο φιλτράρισμα, τη θέρμανση και την εφύγρανση του αέρα που αναπνέουν.

Η αλλαγή στον τρόπο που γίνεται η αναπνοή επηρεάζει επίσης την προσπάθεια που απαιτείται, για την αναπνοή και τις δυνητικές λειτουργίες των πνευμόνων. Αυτό απαιτεί προσαρμογή και επανεκπαίδευση του ασθενούς. Η αναπνοή είναι στην πραγματικότητα ευκολότερη για τους λαρυγγεκτομηθέντες, διότι υπάρχει μικρότερη αντίσταση στη ροή του αέρα, καθώς αυτός παρακάμπτει τη μύτη και το στόμα. Επειδή είναι ευκολότερο να εισαχθεί αέρας στους πνεύμονες, οι λαρυγγεκτομηθέντες δε χρειάζονται πλέον να γεμίζουν και να αδειάζουν τους πνεύμονές τους όπως προηγουμένως. Ως εκ τούτου, δεν είναι ασύνηθες για τους λαρυγγεκτομηθέντες να αναπτύξουν μειωμένη χωρητικότητα πνευμόνων και ελαττωμένη αναπνευστική ικανότητα.

Υπάρχουν διάφορα μέτρα που μπορούν να λάβουν οι λαρυγγεκτομηθέντες για τη διατήρηση και την αύξηση της ικανότητας των πνευμόνων τους:

- Η χρήση ενός ΗΜΕ μπορεί να δημιουργήσει αντίσταση στην ανταλλαγή του αέρα. Αυτό οδηγεί τον ασθενή στο να διατείνει πλήρως τους πνεύμονές του, ώστε να λάβει την απαραίτητη ποσότητα οξυγόνου

- Η τακτική άσκηση κάτω από ιατρική επιτήρηση και καθοδήγηση. Αυτό μπορεί να βοηθήσει τους πνεύμονες να διαταθούν πλήρως και να βελτιωθεί έτσι ο καρδιακός και ο αναπνευστικός ρυθμός του ασθενούς
- Η χρήση διαφραγματικής αναπνοής. Αυτή η μέθοδος αναπνοής επιτρέπει μεγαλύτερη αξιοποίηση της χωρητικότητας των πνευμόνων (Βλ. **Διαφραγματική αναπνοή και ομιλία**, σελ. 42)

ΚΕΦΑΛΑΙΟ 8:

Φροντίδα τραχειοστομίας

Η στομία είναι ένα άνοιγμα που συνδέει ένα τμήμα μιας κοιλότητας του σώματος με το περιβάλλον. Μια τραχειοστομία δημιουργείται μετά τη λαρυγγεκτομή ώστε να παραχθεί ένα νέο άνοιγμα της τραχείας στον τράχηλο, συνδέοντας έτσι τους πνεύμονες με το περιβάλλον. Είναι ζωτικής σημασίας η φροντίδα της τραχειοστομίας, ώστε να εξασφαλίζεται η βατότητά της.

Γενική φροντίδα

Είναι πολύ σημαντικό να καλύπτεται συνεχώς η τραχειοστομία, ώστε να εμποδίζεται η είσοδος σωματιδίων, σκόνης, καπνού, μικροοργανισμών κλπ., στην τραχεία και τους πνεύμονες.

Υπάρχουν διάφορα είδη καλυμμάτων για την τραχειοστομία. Τα πιο αποτελεσματικά ονομάζονται φίλτρα ανταλλαγής θερμότητας και υγρασίας (Heatand Moisture Exchanger, HME), επειδή δημιουργούν μια στεγανή σφράγιση γύρω από την τραχειοστομία. Επιπλέον του φιλτραρίσματος των σωματιδίων, τα HME διατηρούν ένα μέρος της υγρασίας και της θερμότητας εντός της αναπνευστικής οδού. Ως εκ τούτου, βοηθούν στην επαναφορά της θερμοκρασίας, της υγρασίας και της καθαριότητας του εισπνεόμενου αέρα, στην κατάσταση προ της λαρυγγεκτομής.

Η τραχειοστομία συχνά συρρικνώνεται κατά τη διάρκεια των πρώτων εβδομάδων ή μηνών, που ακολουθούν τη δημιουργία της. Ένας σωλήνας τραχειοστομίας παραμένει, αρχικά, εντός της τραχειοστομίας για όλο το 24ωρο, ώστε να εμποδίζεται η πλήρης σύγκλεισή της. Με την πάροδο του χρόνου η διάρκεια παραμονής του σωλήνα μειώνεται. Συχνά παραμένει μόνο κατά τη διάρκεια της νύχτας, μέχρι να μην υπάρχει περαιτέρω συρρίκνωση.

Φροντίδα τραχειοστομίας όταν χρησιμοποιείται βασική πλάκα καλύμματος ή κολλητική υποδοχή: Το δέρμα γύρω από την τραχειοστομία μπορεί να ερεθιστεί εξαιτίας επανειλημμένων τοποθετήσεων της υποδοχής του καλύμματος και της κόλλας της. Τα υλικά που χρησιμοποιούνται για την αφαίρεση της προηγούμενης υποδοχής και την προετοιμασία για την τοποθέτηση νέας, μπορούν να ερεθίσουν το δέρμα. Η αφαίρεση της παλαιάς υποδοχής μπορεί επίσης να ερεθίσει το δέρμα, ειδικά όταν αυτή είναι κολλημένη σε αυτό.

Στην αφαίρεση της βασικής πλάκας ή της υποδοχής μπορεί να βοηθήσει ένα μαντηλάκι που περιέχει υγρό για αφαίρεση κόλλας (πχ Remove™, Smith&Nephew, Inc. LargoFl 337773). Αυτό τοποθετείται στην άκρη της υποδοχής και βοηθά στην αποκόλλησή της από το δέρμα, όταν αυτή ανασηκώνεται. Το σκούπισμα της περιοχής με ένα τέτοιο μαντηλάκι καθαρίζει το σημείο από τα υπολείμματα της κόλλας, με την οποία σφραγιζόταν η υποδοχή. Είναι σημαντικό να σκουπίζεται το υπολειπόμενο υγρό από ένα τέτοιο μαντηλάκι, με οινόπνευμα ώστε να μην ερεθίζει και εκείνο το δέρμα. Επίσης η απομάκρυνση του υπολειπόμενου υγρού, βοηθά την εκ νέου τοποθέτηση υποδοχής με κόλλα.

Γενικά, δε συστήνεται η παραμονή της υποδοχής για περισσότερο από 48 ώρες. Κάποιοι ασθενείς, ωστόσο, διατηρούν την υποδοχή του καλύμματος περισσότερο και την αντικαθιστούν όταν χαλαρώσει ή λερωθεί. Σε κάποιους ασθενείς η αφαίρεση των αυτοκόλλητων είναι πιο ερεθιστική από τα ίδια τα αυτοκόλλητα. Στην περίπτωση που ερεθιστεί το δέρμα, είναι καλύτερο να παραμένει η υποδοχή μόνο για 24 ώρες. Εάν το δέρμα είναι ερεθισμένο, μπορεί να είναι φρόνιμο να δοθεί μια μέρα ανάπαυσης, μέχρι η περιοχή να επουλωθεί και να καλυφθεί η τραχειοστομία μόνο με μια συμπαγή βάση, χωρίς καθόλου κόλλα ή αφρώδες κάλυμμα. Υπάρχουν ειδικά υδροκολλοειδή αυτοκόλλητα, των οποίων η χρήση σε ευαίσθητο δέρμα επιτρέπεται.

Είναι σημαντικό να χρησιμοποιείται ένα υγρό υλικό που δημιουργεί μια προστατευτική για το δέρμα λεπτή μεμβράνη, πριν την τοποθέτηση της κόλλας (πχ SkinPrep™, Smith&Nephew, Inc. LargoFL 33773).

Φροντίδα τραχειοστομίας όταν χρησιμοποιείται σωλήνας τραχειοστομίας: Η συσσώρευση εκκρίσεων και η τριβή του σωλήνα μπορεί να ερεθίσουν το δέρμα γύρω από την τραχειοστομία. Αυτό θα πρέπει να καθαρίζεται τουλάχιστον δύο φορές την ημέρα, ώστε να εμποδίζεται η ανάπτυξη οσμών, ερεθισμού και λοίμωξης. Εάν η περιοχή φαίνεται κόκκινη, ευαίσθητη ή μυρίζει άσχημα, ο καθαρισμός της τραχειοστομίας θα πρέπει να γίνεται συχνότερα. Είναι φρόνιμο να ενημερώνεται ο θεράπων ιατρός εάν αναπτυχθεί εξάνθημα, ασυνήθιστη οσμή και/ή κιτρινοπράσινο έκκριμα γύρω από την τραχειοστομία.

Ερεθισμός του δέρματος γύρω από την τραχειοστομία

Εάν το δέρμα γύρω από την τραχειοστομία ερεθιστεί και γίνει κόκκινο, είναι καλύτερο να αφεθεί ελεύθερη, χωρίς κάλυμμα και να μην εκτεθεί σε κανένα διάλυμα για 1-2 ημέρες, ώστε να μπορέσει να επουλωθεί. Κάποιες φορές οι ασθενείς μπορεί να αναπτύξουν έναν ερεθισμό σε κάποια από τα διαλύματα, τα οποία χρησιμοποιούνται για την προετοιμασία και τοποθέτηση με κόλλα, μιας βασικής πλάκας ενός ΗΜΕ. Η αποφυγή αυτών των διαλυμάτων και η εύρεση άλλων, που δεν προκαλούν ερεθισμό, είναι βοηθητική. Η χρήση ενός υδροκολλοειδούς κολλητικού μέσου ή αυτοκόλλητου είναι συχνά μια καλή λύση, για ασθενείς με ευαίσθητο δέρμα.

Τοπικά αντιβιοτικά μπορεί να είναι χρήσιμα, στην περίπτωση που εμφανιστούν σημεία λοίμωξης, όπως ανοικτά έλκη και ερυθρότητα. Η αναζήτηση συμβουλής από το θεράποντα ιατρό είναι απαραίτητη στην περίπτωση που η βλάβη δεν επουλώνεται. Ο ιατρός μπορεί να λάβει ένα δείγμα καλλιέργειας από την επηρεασμένη περιοχή, το οποίο θα καθοδηγήσει την επιλογή αντιμικροβιακής θεραπείας.

Προστασία τραχειοστομίας από το νερό κατά τη διάρκεια του μπάνιου

Είναι σημαντικό να εμποδίζεται η είσοδος νερού εντός της τραχειοστομίας, κατά τη διάρκεια του λουσίματος ή του μπάνιου. Είσοδος μιας μικρής ποσότητας νερού στην τραχεία, γενικά δεν προκαλεί πρόβλημα και μπορεί γρήγορα να την απομακρύνει με το βήχα ο ασθενής. Ωστόσο, η εισρόφηση μεγάλης ποσότητας νερού είναι επικίνδυνη.

Οι μέθοδοι για την αποφυγή εισόδου νερού εντός της τραχειοστομίας είναι:

- Η κάλυψη της τραχειοστομίας με την παλάμη και η διακοπή της εισπνοής αέρα, όταν το νερό κατευθύνεται κοντά σε αυτήν
- Η τοποθέτηση του περιλαίμιου με την πλαστική επιφάνεια προς τα έξω
- Η χρήση μιας συσκευής που καλύπτει την τραχειοστομία
- Η τοποθέτηση του καλύμματος της τραχειοστομίας, της βασικής πλάκας ή της υποδοχής ενός ΗΜΕ, κατά τη διάρκεια του μπάνιου, μπορεί να επαρκούν εάν η ροή του νερού κατευθύνεται μακριά από την τραχειοστομία Η παύση της εισπνοής για λίγα δευτερόλεπτα, ενόσω πλένεται η περιοχή κοντά στην τραχειοστομία, μπορεί επίσης να βοηθήσει. Ένας άλλος τρόπος χρήσης της υποδοχής για προστασία από το νερό, είναι η διενέργεια του λουσίματος ή του μπάνιου προς το τέλος της ημέρας, λίγο πριν την προγραμματισμένη αφαίρεσή του.

Αυτή η απλή μέθοδος μπορεί να κάνει πιο εύκολη τη διαδικασία του μπάνιου

- Η κάμψη της κεφαλής ώστε το πηγούνι να βρίσκεται χαμηλότερα από την τραχειοστομία, κατά τη διάρκεια του λουσίματος

Νερό και πνευμονία

Οι λαρυγγεκτομηθέντες βρίσκονται σε κίνδυνο εισρόφησης νερού, το οποίο είναι πιθανό να περιέχει βακτήρια. Το νερό της βρύσης περιέχει βακτήρια, ο αριθμός των οποίων ποικίλλει ανάλογα με την αποτελεσματικότητα του καθαρισμού του ύδατος από τις αρμόδιες υπηρεσίες και την πηγή αυτού (πχ πηγάδι, λίμνη, ποτάμι κλπ.). Το νερό της πισίνας περιέχει συνήθως χλώριο το οποίο ελαττώνει τα βακτήρια, αλλά δεν αποστειρώνει ποτέ το νερό. Το νερό της θάλασσας περιέχει πολυάριθμα βακτήρια, η φύση και η συγκέντρωση των οποίων ποικίλλει.

Όταν τέτοιο νερό εισέρχεται στους πνεύμονες μπορεί να προκαλέσει πνευμονία. Η ανάπτυξη πνευμονίας από εισρόφηση εξαρτάται από την ποσότητα του νερού που εισροφήθηκε και από αυτή που ο ασθενής κατάφερε να βήξει, καθώς και από το ανοσοποιητικό σύστημα του κάθε ασθενούς.

Προφύλαξη εισρόφησης από την τραχειοστομία

Μια από τις μείζονες αιτίες αναπνευστικού επείγοντος, σε κάποιον που αναπνέει μέσω τραχειοστομίας, είναι η εισρόφηση ενός λεπτού χαρτομάντηλου ή χαρτοπετσέτας. Αυτό μπορεί να είναι πολύ επικίνδυνο και να προκαλέσει ασφυξία. Συνήθως συμβαίνει μετά την κάλυψη της τραχειοστομίας με ένα χαρτομάντηλο κατά τη διάρκεια του βήχα. Το βήχα συχνά ακολουθεί μια πολύ βαθιά εισπνοή αέρα, με την οποία μπορεί να εισροφηθεί το χαρτί εντός της τραχείας. Ο τρόπος να αποφευχθεί κάτι τέτοιο είναι με τη χρήση μιας πάνινης πετσέτας ή μιας ισχυρής χαρτοπετσέτας η οποία δε διασπάται εύκολα, ακόμη και όταν είναι υγρή. Τα λεπτά χαρτομάντηλα θα πρέπει να αποφεύγονται.

Ένας άλλος τρόπος να προφυλαχθεί κανείς από εισρόφηση τμημάτων χαρτομάντηλων, είναι η παύση της αναπνοής μέχρι να ολοκληρωθεί ο καθαρισμός των εκκρίσεων από την τραχειοστομία και η απομάκρυνση του χαρτομάντηλου.

Η εισρόφηση άλλων ξένων σωμάτων θα πρέπει να εμποδίζεται, με τη συνεχή κάλυψη της τραχειοστομίας με ένα HME, ένα αφρώδες κάλυμμα ή ένα κάλυμμα τραχειοστομίας.

Η εισρόφηση νερού κατά τη διάρκεια του μπάνιου μπορεί να εμποδίζεται με τη χρήση μιας συσκευής που καλύπτει την τραχειοστομία (Βλ. παραπάνω). Μπορεί κανείς να διατηρήσει το ΗΜΕ κατά τη διάρκεια του μπάνιου και/ή να αποφύγει να εισπνέει όταν το νερό κατευθύνεται προς το σημείο της τραχειοστομίας.

Το μπάνιο εντός της μπανιέρας μπορεί να γίνεται με ασφάλεια, εφόσον η στάθμη του νερού δεν φτάνει το επίπεδο της τραχειοστομίας. Οι περιοχές άνωθεν της τραχειοστομίας θα πρέπει να πλένονται με ένα πανί με σαπούνι. Είναι σημαντικό να εμποδίζεται η είσοδος σαπουνόνερου εντός της τραχειοστομίας.

ΚΕΦΑΛΑΙΟ 9:

Φροντίδα φίλτρου ανταλλαγής θερμότητας και υγρασίας (Heat and Moisture Exchanger, HME)

Τα φίλτρα ανταλλαγής θερμότητας και υγρασίας (Heat and Moisture Exchanger, HME) λειτουργούν ως καλύμματα της τραχειοστομίας και δημιουργούν μια στεγανή σφράγιση γύρω από αυτήν. Επιπρόσθετα στο φιλτράρισμα της σκόνης και άλλων αερομεταδιδόμενων σωματιδίων, τα ΗΜΕ διατηρούν ένα μέρος της υγρασίας και της ζέστης εντός της αναπνευστικής οδού, εμποδίζοντας την απώλειά τους, ενώ παράλληλα προσθέτουν αντίσταση στην είσοδο του αεραγωγού. Το ΗΜΕ βοηθά στην επαναφορά της θερμοκρασίας, της υγρασίας και της καθαριότητας του εισπνεόμενου αέρα, στην κατάσταση που βρίσκονταν πριν από τη λαρυγγεκτομή.

Πλεονεκτήματα ΗΜΕ

Είναι πολύ σημαντικό να φορά ένας λαρυγγεκτομηθείς ένα ΗΜΕ. Στις Ηνωμένες Πολιτείες, τα ΗΜΕ είναι διαθέσιμα μέσω της Atos Medical και της In Health Technologies (Φωτογραφία 2). Το ΗΜΕ μπορεί να συνδεθεί χρησιμοποιώντας μια ενδοαυλική συσκευή, η οποία εισάγεται στην τραχεία ή την τραχειοστομία και μπορεί να είναι ένας σωλήνας τραχειοστομίας, ένα κομβίο BartonMayo™ ή/και ένα κομβίο Lary™. Το ΗΜΕ μπορεί να εισαχθεί επίσης σε μια υποδοχή ή μια βασική πλάκα που προσδένονται στο δέρμα γύρω από την τραχειοστομία.

Οι κασέτες των ΗΜΕ είναι σχεδιασμένες να αφαιρούνται και να αντικαθίστανται σε καθημερινή βάση. Το αφρώδες μέσο στις κασέτες είναι επεξεργασμένο με αντιμικροβιακούς παράγοντες και βοηθά στη διατήρηση της υγρασίας στους πνεύμονες. Δε θα πρέπει να πλένονται και επαναχρησιμοποιούνται, επειδή αυτοί οι παράγοντες χάνουν την αποτελεσματικότητά τους με την πάροδο του χρόνου ή όταν ξεπλένονται με νερό ή άλλα καθαριστικά.

Το ΗΜΕ εγκλωβίζει το θερμό και υγρό αέρα με την εκπνοή. Μπορεί να έχει υποστεί επεξεργασία με χλωρεξιδίνη (αντιβακτηριδιακός παράγοντας), χλωριούχο νάτριο (NaCl), άλατα χλωριούχου ασβεστίου (παγιδεύουν υγρασία), ενεργό άνθρακα (απορροφά πτητικά αέρια) και είναι αναλώσιμο μετά τις 24 ώρες χρήσης.

Τα πλεονεκτήματα ενός ΗΜΕ περιλαμβάνουν επίσης: την αύξηση της υγρασίας εντός των πνευμόνων (οδηγώντας ακολούθως σε λιγότερη παραγωγή βλέννης), την ελάττωση της πυκνότητας των εκκρίσεων, τη μείωση του κινδύνου για βύσματα βλέννης και την αποκατάσταση φυσιολογικότερης αντίστασης στον αεραγωγό, η οποία βοηθά στη χωρητικότητα των πνευμόνων.

Επιπροσθέτως, ένα ειδικό ΗΜΕ που συνδυάζεται με ένα ηλεκτροστατικό φίλτρο, ελαττώνει επίσης την μεταφορά βακτηρίων (με την εισπνοή και την εκπνοή), ιών, σκόνης και γύρης. Η εισπνοή λιγότερης γύρης μπορεί να ελαττώσει τον ερεθισμό του αεραγωγού, κατά τη διάρκεια περιόδων με υψηλά φορτία αλλεργιογόνων. Η χρήση ενός ΗΜΕ με φίλτρο μπορεί να ελαττώσει τον κίνδυνο απόκτησης ή μετάδοσης μια ιογενούς ή βακτηριακής λοίμωξης, ειδικά σε μέρη με συνωστισμό ή χωρίς καλό αερισμό. Ένα νέο ΗΜΕ με φίλτρο είναι διαθέσιμο και είναι σχεδιασμένο να φιλτράρει δυνητικά αναπνευστικά παθογόνα (ProvoxMicron™, AtosMedical).

Είναι σημαντικό να αντιληφθεί κανείς πως τα απλά καλύμματα της τραχειοστομίας, όπως το αφρώδες φίλτρο (laryngofoam™), το μαντήλι, οι μπαντάνες κλπ., δεν παρέχουν τα ίδια πλεονεκτήματα σε έναν λαρυγγεκτομηθέντα, όπως ένα ΗΜΕ φίλτρο.

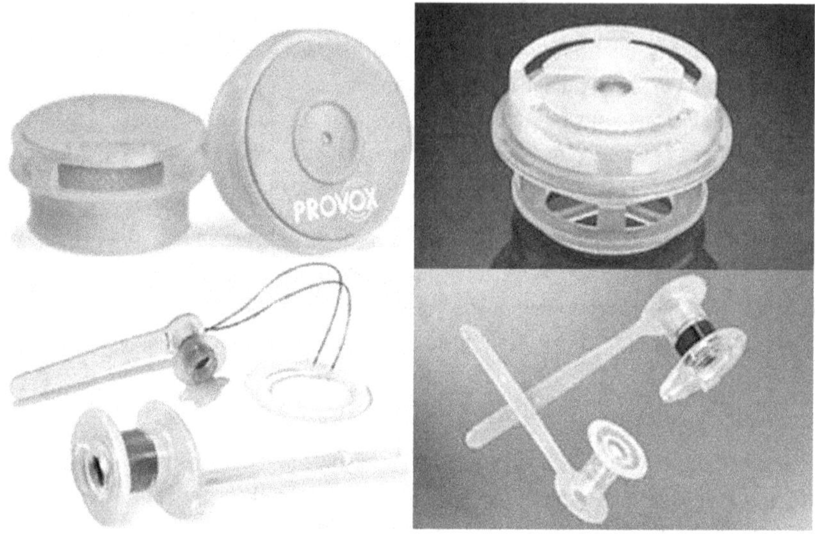

Φωτογραφία 2: Φωνητικές προθέσεις (κάτω) και ΗΜΕ(επάνω) παραγόμενα από τις Atos (Provox) και InHealth

Η επίδραση ενός ΗΜΕ στην αναπνοή του λαρυγγεκτομηθέντα

Η λαρυγγεκτομή επιβαρύνει το αναπνευστικό σύστημα, αναγκάζοντας τον εισπνεόμενο αέρα να παρακάμψει τη μύτη και το ανώτερο αναπνευστικό σύστημα, τα οποία φυσιολογικά παρέχουν εφύγρανση, θέρμανση και προστασία από σωματίδια και μικροοργανισμούς. Επίσης ελαττώνει την απαιτούμενη προσπάθεια για εισπνοή, μειώνοντας την αντίσταση και βραχύνοντας την απόσταση που διανύει ο αέρας μέχρι τους πνεύμονες. Αυτό σημαίνει πως οι λαρυγγεκτομηθέντες δε χρειάζεται να κοπιάσουν τόσο πολύ για να εισπνεύσουν αέρα και οι πνεύμονές τους δε χρειάζεται να διαταθούν όσο πριν, εκτός και αν ο ασθενής καταβάλει προσπάθεια ώστε να διατηρήσει τη χωρητικότητά τους μέσω άσκησης και άλλων μεθόδων. Ένα ΗΜΕ αυξάνει την αντίσταση του εισπνεόμενου αέρα και ως εκ τούτου αυξάνει την προσπάθεια για εισπνοή, διατηρώντας έτσι την πρότερη χωρητικότητα των πνευμόνων.

Τοποθετώντας μια βασική πλάκα ενός ΗΜΕ (υποδοχή)

Το κλειδί στην παράταση της χρήσης μιας βασική πλάκας (υποδοχής) ενός ΗΜΕ δεν είναι μόνο η σωστή τοποθέτησή του με κόλλα, αλλά και η απομάκρυνση των παλαιών υπολειμμάτων κόλλας από το δέρμα, καθαρίζοντας την περιοχή γύρω από την τραχειοστομία και εφαρμόζοντας νέα στρώματα. Η προσεκτική προετοιμασία του δέρματος είναι πολύ σημαντική (Φωτογραφία 3).

Σε κάποιους ασθενείς το σχήμα του τραχήλου γύρω από την τραχειοστομία καθιστά δύσκολη την εφαρμογή μιας υποδοχής ή μιας βασικής πλάκας. Υπάρχουν διάφοροι τύποι υποδοχών. Ένας λογοθεραπευτής μπορεί να βοηθήσει στην επιλογή της πιο κατάλληλης. Το να βρει κανείς την καλύτερη υποδοχή ΗΜΕ Μπορεί να χρειαστεί αρκετές δοκιμές και αποτυχίες. Με την πάροδο του χρόνου, καθώς το μετεγχειρητικό οίδημα υποχωρεί και η περιοχή γύρω από την τραχειοστομία λαμβάνει το τελικό της σχήμα, το είδος και το μέγεθος της υποδοχής μπορεί να αλλάξει.

Παρακάτω υπάρχουν οι προτεινόμενες οδηγίες σχετικά με την τοποθέτηση της υποδοχής ενός ΗΜΕ. Κατά διάρκεια όλης της διαδικασίας είναι σημαντικό, να περιμένει κανείς υπομονετικά και να επιτρέπει στο υγρό υλικό, που δημιουργεί μια προστατευτική για το δέρμα λεπτή μεμβράνη (πχ. Skin Prep™ Smith & Nephew, Inc. Largo, Fl 33773) και στο αυτοκόλλητο από σιλικόνη να στεγνώνουν, πριν από την εφαρμογή του επόμενου αντικειμένου ή την τοποθέτηση της υποδοχής. Κάτι τέτοιο απαιτεί χρόνο αλλά είναι σημαντικό να ακολουθεί κανείς αυτές τις οδηγίες:

1. Καθαρίστε την παλιά κόλλα με ένα μαντηλάκι αφαίρεσης συγκολλητικών υπολειμμάτων (πχ. Remove™, Smith & Nephew, Inc. Largo, Fl 33773)
2. Σκουπίστε καλά το Remove™ με ένα αλκοολούχο μαντηλάκι (εάν δεν το κάνετε αυτό, το Remove™ θα εμποδίσει την εφαρμογή του καινούριου υλικού)
3. Σκουπίστε το δέρμα με μια βρεγμένη πετσέτα
4. Σκουπίστε το δέρμα με μια βρεγμένη πετσέτα με σαπούνι
5. Απομακρύνετε το σαπούνι με μια βρεγμένη πετσέτα και στεγνώστε διεξοδικά
6. Εφαρμόστε το SkinPrep™ και αφήστε το να στεγνώσει για 2-3 λεπτά
7. Για καλύτερο αποτέλεσμα, εφαρμόστε το σιλικονούχο αυτοκόλλητο δέρματος ή Skin-Tac™ (Torbot, Cranston, Rhode Island, 20910) και επιτρέψτε του να στεγνώσει για 3-4 λεπτά (Αυτό είναι ιδιαίτερα σημαντικό για ασθενείς που χρησιμοποιούν αυτόματη βαλβίδα ομιλίας)
8. Προσδέστε τη βασική πλάκα (υποδοχή) για το ΗΜΕ στην καλύτερη τοποθεσία, ώστε να επιτυγχάνεται καλή εφαρμογή και ροή αέρα
9. Όταν χρησιμοποιείται ελεύθερο χειρών ΗΜΕ, περιμένετε για 5-30 λεπτά προτού μιλήσετε, ώστε να ολοκληρωθεί η συγκόλληση του υλικού

Κάποιοι λογοθεραπευτές συνιστούν τη θέρμανση της υποδοχής πριν από την τοποθέτησή της, τρίβοντάς τη με τα χέρια, τοποθετώντας τη στη μασχάλη για λίγα λεπτά ή φυσώντας ζεστό αέρα σε αυτή με ένα πιστολάκι μαλλιών. Προσοχή πρέπει να δίνεται ώστε το αυτοκόλλητο να μη γίνεται υπερβολικά ζεστό. Η θέρμανση του συγκολλητικού υλικού είναι ιδιαίτερα σημαντική, όταν χρησιμοποιείται ένα υδροκολλοειδές αυτοκόλλητο, καθώς η θερμότητα ενεργοποιεί την κόλλα.

Ένα βίντεο φτιαγμένο από το SteveStaton επιδεικνύει την τοποθέτηση μιας υποδοχής στη διεύθυνση http://www.youtube.com/watch?v=5Wo1z5_n1j8

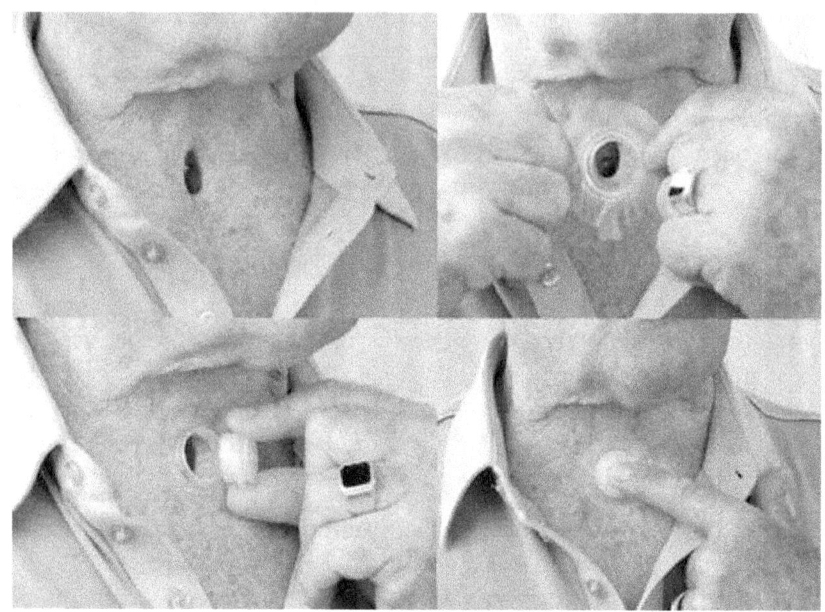

Φωτογραφία 3: Τοποθέτηση ενός ΗΜΕκαι της υποδοχής του στην τραχειοστομία

Χρησιμοποιώντας ένα ελεύθερο χειρώνΗΜΕ

Το ελεύθερο χειρώνΗΜΕ επιτρέπει την ομιλία, χωρίς την ανάγκη να το πιέζει ο ασθενής με τα χέρια του ώστε να το κλείνει και να εμποδίζει, έτσι, την εκπνοή από την τραχειοστομία, κατευθύνοντας τον αέρα στη φωνητική πρόθεση. Αυτή η συσκευή απελευθερώνει τα χέρια του ασθενούς και διευκολύνει τις επαγγελματικές και ψυχαγωγικές του δραστηριότητες. Είναι αξιοσημείωτο, πως όταν χρησιμοποιείται ένα ελεύθερο χειρώνΗΜΕ, παράγεται περισσότερη πίεση κατά την εκπνοή του αέρα. Ως εκ τούτου είναι δυνατόν να δημιουργηθεί μια ρωγμή στη σφράγιση της υποδοχής του. Αυτό μπορεί να προληφθεί, μειώνοντας την εκπνευστική πίεση κατά την ομιλία, μιλώντας πιο αργά και πιο σιγά (σχεδόν ψιθυριστά) και παίρνοντας μια ανάσα κάθε 5-7 λέξεις. Ακόμη, μπορεί να είναι βοηθητική η υποστήριξή της με ένα δάκτυλο πριν χρειαστεί κανείς να μιλήσεις δυνατά. Τέλος είναι σημαντικό να αφαιρείται γρήγορα η συσκευή πριν από το βήχα.

Το φίλτρο αέρα της ελεύθερης χειρών συσκευής (ονομάζεται επίσης και κασέτα στο Provox Free Hands HME), πρέπει να αλλάζεται καθημερινά (κάθε 24 ώρες ή νωρίτερα εάν λερωθεί ή καλυφθεί από εκκρίσεις). Ωστόσο, η συσκευή ΗΜΕ μπορεί να χρησιμοποιηθεί για μακρύ χρονικό διάστημα (από έξι μήνες έως ένα χρόνο), με την κατάλληλη χρήση και περιποίηση. Η ελεύθερη χειρών συσκευή απαιτεί προσαρμογή κατά την αρχική τοποθέτηση, ώστε να ταιριάξει με την ικανότητα αναπνοής και ομιλίας του λαρυγγεκτομηθέντα. Λεπτομερείς οδηγίες σχετικά με τη χρήση και τη φροντίδα των συσκευών, παρέχονται από τους κατασκευαστές τους.

Το κλειδί για να μιλάει κανείς με ένα ελεύθερο χειρών ΗΜΕ, είναι να μάθει πως να μιλάει χωρίς να διαταράσσει τη σφράγιση της συσκευής. Η χρήση διαφραγματικής αναπνοής επιτρέπει σε περισσότερο αέρα να εκπνέεται, ελαττώνοντας έτσι την προσπάθεια για ομιλία και αυξάνοντας τον αριθμό των λέξεων που μπορούν να αρθρωθούν με κάθε αναπνοή. Αυτή η μέθοδος αποτρέπει τη συσσώρευση της πίεσης του αέρα στην τραχεία, η οποία μπορεί να διασπάσει τη σφράγιση της υποδοχής. Μπορεί να χρειαστεί χρόνο και υπομονή μέχρι να μάθει κανείς να μιλά με αυτό τον τρόπο. Η καθοδήγηση από έναν εξειδικευμένο λογοθεραπευτή μπορεί να είναι βοηθητική.

Είναι πολύ σημαντικό να τοποθετεί κανείς μια υποδοχήΗΜΕ, σύμφωνα με τα βήματα που παρατέθηκαν στο κομμάτι για τη φροντίδα του ΗΜΕ (Βλ. **Τοποθετώντας μια βασική πλάκα ενός ΗΜΕ**, σελ. 56), συμπεριλαμβανομένων του καθαρισμού της περιοχής με Remove™, οινόπνευμα, νερό και σαπούνι, της τοποθέτησης SkinPrep™ και τελικά κόλλας (SkinTag™). Η τήρηση αυτών των οδηγιών μπορεί να επιμηκύνει τη ζωή της υποδοχής και να μειώσει την πιθανότητα μιας διαρροής αέρα γύρω από τη σφράγιση.

Η εισπνοή του αέρα είναι ελαφρώς πιο δύσκολη, όταν χρησιμοποιείται ένα ελεύθερο χειρών ΗΜΕσε σύγκριση με ένα κανονικό. Είναι δυνατό να επιτρέπεται η δίοδος μεγαλύτερης ποσότητας αέρα, περιστρέφοντας τη βαλβίδα αριστερόστροφα, τόσο στις συσκευές AtosFreeHands™ όσο και στις InHealthHandsFree™.

Παρά την πρόκληση του να διατηρείται η σφράγιση ακέραιη, οι περισσότεροι λαρυγγεκτομηθέντες θεωρούν πολύτιμη την ικανότητα να μιλούν με πιο φυσικό τρόπο και την ελευθερία της χρήσης και των δύο χεριών. Κάποιοι από αυτούς συνειδητοποιούν, πως είναι δυνατό να διατηρηθεί η σφράγιση για μεγαλύτερο χρονικό διάστημα, χρησιμοποιώντας έναν ενισχυτή φωνής και απαιτώντας έτσι μικρότερη προσπάθεια και παράγοντας λιγότερη πίεση (Βλ. **Αύξηση της έντασης της φωνής με τη χρήση ενός ενισχυτή φωνής**, σελ. 42).

Φορώντας ένα ΗΜΕ κατά τη διάρκεια της νύχτας

Κάποια ΗΜΕ έχουν εγκριθεί για συνεχή ολοήμερη χρήση (π.χ. AtosMedical). Εάν η σφράγιση διαρκεί, μπορεί κανείς να το διατηρεί και κατά τη διάρκεια της νύχτας. Εάν δε διαρκεί, είναι δυνατό να χρησιμοποιηθεί μια αυτοσχέδια βασική πλάκα για την περίοδο της νύχτας. Μια AtosXtraBasePlate™ μπορεί να κοπεί αφαιρώντας το εξωτερικό μαλακό τμήμα και αφήνοντας το σκληρό εσωτερικό. Η πλάκα είναι κολλώδης και ως εκ τούτου μπορεί να καλύψει την τραχειοστομία χωρίς κόλλα, επιτρέποντας ακόμη και την ομιλία. Είναι επίσης πιθανό να χρησιμοποιηθεί το ΗΜΕ μέσα σε ένα LaryTube κατά τη διάρκεια της νύχτας.

Καλύπτοντας (κρύβοντας) το ΗΜΕ

Μετά τη λαρυγγεκτομή, οι ασθενείς αναπνέουν μέσω μιας τραχειοστομίας, η οποία εντοπίζεται σε ένα άνοιγμα στη μέση του τραχήλου τους. Οι περισσότεροι τοποθετούν ένα ΗΜΕ ή ένα αφρώδες φίλτρο στο άνοιγμα της τραχειοστομίας, ώστε να φιλτράρεται ο εισπνεόμενος αέρας και να διατηρείται η θερμότητα και η υγρασία στον ανώτερο αεραγωγό. Η καλυμμένη τραχειοστομία είναι προεξάρχουσα και οι λαρυγγεκτομηθέντες έρχονται αντιμέτωποι με την επιλογή να καλύψουν το ΗΜΕ ή το φίλτρο με ένα ένδυμα, ένα μαντήλι, ένα κόσμημα ή να το αφήσουν ακάλυπτο.

Τα πλεονεκτήματα και τα μειονεκτήματα της κάθε επιλογής:

Η αναπνοή μπορεί να είναι ευκολότερη χωρίς ένα επιπρόσθετο κάλυμμα που να παρεμβάλλεται στη ροή του αέρα. Αφήνοντας την περιοχή εκτεθειμένη, επιτρέπει ευκολότερη πρόσβαση στην τραχειοστομία, με στόχο τον καθαρισμό και τη συντήρησή της και επιτρέπει μια γρήγορη αφαίρεση του ΗΜΕ στην περίπτωση βήχα ή φταρνίσματος. Η ανάγκη για βήχα ή φτάρνισμα είναι συχνά πολύ ξαφνική και εάν το ΗΜΕ δεν αφαιρεθεί γρήγορα, μπορεί να αποφραχθεί από εκκρίσεις.

Η έκθεση της περιοχής παρέχει μια άρρητη εξήγηση για την αδύναμη και βραχνή φωνή πολλών λαρυγγεκτομηθέντων και ενθαρρύνει τους υπόλοιπους, να τους ακούσουν με μεγαλύτερη προσοχή. Διευκολύνει επίσης του επαγγελματίες υγείας να αναγνωρίζουν την ιδιαίτερη ανατομία του λαρυγγεκτομηθέντα, στην περίπτωση που χρειαστεί επείγων αναπνευστικός αερισμός. Εάν αυτή η κατάσταση δεν αναγνωριστεί γρήγορα, ο αερισμός μπορεί να γίνει λανθασμένα από τη μύτη ή το στόμα, αντί για την τραχειοστομία (Βλ. **Εξασφάλιση επαρκούς επείγουσας αντιμετώπισης των ασθενών με αναπνοή από τον τράχηλο, συμπεριλαμβανομένων των λαρυγγεκτομηθέντων**, σελ. 116).

Η ανοικτή επίδειξη της καλυμμένης τραχειοστομίας αποκαλύπτει επίσης το ιατρικό ιστορικό του ατόμου και το γεγονός, πως εκείνος ή εκείνη είναι ένας επιζών του καρκίνου, ο οποίος συνεχίζει τη ζωή του παρά την υστέρησή του, καθώς ο καρκίνος είναι η κύρια ένδειξη για λαρυγγεκτομή. Παρόλο που υπάρχουν πολλοί επιζώντες από καρκίνο στην κοινότητα, η ταυτότητά τους είναι κρυφή ως προς την εξωτερική τους εμφάνιση.

Εκείνοι που καλύπτουν την τραχειοστομία τους με ένα κάλυμμα ή ένα πανί, συχνά το κάνουν επειδή δε θέλουν να αποσπάται η προσοχή των γύρω τους ή να προσβάλλονται από αυτήν. Δε θέλουν επίσης να αποκαλύψουν οτιδήποτε παραμορφωτικό και επιθυμούν να μην ξεχωρίζουν και να φαίνονται όσο πιο φυσιολογικοί γίνεται. Η κάλυψη του σημείου είναι συχνότερη μεταξύ των γυναικών, οι οποίες μπορεί να απασχολούνται περισσότερο για την εξωτερική τους εμφάνιση. Κάποιοι ασθενείς αισθάνονται πως το να είσαι λαρυγγεκτομηθείς, είναι ένα μικρό μόνο κομμάτι του ποιοι είναι ως άνθρωποι και δε θέλουν να το επιδεικνύουν.

Υπάρχουν πλεονεκτήματα και συνέπειες σε κάθε προσέγγιση και η τελική επιλογή επαφίεται στον ίδιο τον ασθενή.

ΚΕΦΑΛΑΙΟ 10:

Χρήση και φροντίδα της τραχειοοισοφαγικής φωνητικής πρόθεσης

Μια φωνητική πρόθεση εισάγεται μέσω της προηγηθείσας κατασκευής ενός τραχειοοισοφαγικού συριγγίου (ΤΟΣ), το οποίο συνδέει την τραχεία και τον οισοφάγο, σε εκείνους που επιθυμούν να ομιλούν μέσω τραχειοοισοφαγικής ομιλίας. Επιτρέπει στον ασθενή να εκπνέει τον αέρα των πνευμόνων του, από την τραχεία στον οισοφάγο, μέσω μιας πρόθεσης από σιλικόνη που συνδέει αυτές τις δομές. Οι δονήσεις παράγονται από τον κατώτερο φάρυγγα.

Τύποι φωνητικής πρόθεσης

Υπάρχουν δύο τύποι φωνητικής πρόθεσης: ένας μόνιμος που τοποθετείται και αντικαθίσταται από ένα λογοθεραπευτή ή ωτορινολαρυγγολόγο και ένας που αλλάζεται από τον ίδιο τον ασθενή.

Η μόνιμη φωνητική πρόθεση, γενικά, διαρκεί περισσότερο από τη χειριζόμενη από τον ασθενή. Ωστόσο, οι προθέσεις καταλήγουν να εμφανίζουν διαρροή, επειδή αναπτύσσονται μύκητες και άλλοι μικροοργανισμοί, εντός του σιλικονούχου αυλού, οδηγώντας σε ατελή σύγκλειση της βαλβίδας. Όταν τα ελάσματα της βαλβίδας δεν εφαρμόζουν κατά τη σύγκλειση, μπορεί να περάσουν υγρά μέσω της φωνητικής πρόθεσης (Βλ. παρακάτω στο μέρος **Αίτια διαρροής φωνητικής πρόθεσης**, σελ. 63).

Μια μόνιμη πρόθεση μπορεί να λειτουργήσει καλά για εβδομάδες έως και μήνες. Ωστόσο, κάποιοι λογοθεραπευτές πιστεύουν πως πρέπει να αλλάζεται, ακόμη κι αν δεν εμφανίσει διαρροή, μετά από έξι μήνες, διότι εάν αφεθεί για μεγαλύτερο χρονικό διάστημα, μπορεί να οδηγήσει σε διάταση του αυλού του συριγγίου.

Η χειριζόμενη από τον ασθενή φωνητική πρόθεση επιτρέπει ένα μεγαλύτερο βαθμό ανεξαρτησίας. Μπορεί να αλλάζεται από το λαρυγγεκτομηθέντα σε τακτική βάση (κάθε μία με δύο εβδομάδες). Κάποιοι ασθενείς αλλάζουν την πρόθεση μόνο αφού εμφανίσει διαρροή. Η παλιά φωνητική πρόθεση μπορεί να καθαρίζεται και να επαναχρησιμοποιείται αρκετές φορές.

Διάφοροι παράγοντες καθορίζουν την ικανότητα του ασθενούς, να χρησιμοποιεί μια χειριζόμενη από τον ίδιο πρόθεση:

- Η θέση του συριγγίου θα πρέπει να είναι εύκολα προσβάσιμη. Μπορεί, ωστόσο, να μετατοπίζεται με την πάροδο του χρόνου και να γίνεται δυσκολότερη η πρόσβαση σε αυτό.
- Ο λαρυγγεκτομηθείς θα πρέπει να διαθέτει επαρκή οπτική οξύτητα και καλή επιδεξιότητα, που θα του επιτρέπουν να εκτελεί τη διαδικασία και να είναι ικανός να ακολουθεί όλα τα απαραίτητα βήματα.

Μια μόνιμη φωνητική πρόθεση δε χρειάζεται να αντικαθίσταται τόσο συχνά όσο η αλλασσόμενη από τον ασθενή.

Δύο βίντεο του SteveStaton εξηγούν πώς να αλλάζεται μια αλλασσόμενη από τον ασθενή πρόθεση:

http://www.youtube.com/watch?v=nF7cs4Q29WA&feature=channel_page

http://www.youtube.com/watch?v=UkeOQf_ZpUg&feature=relmfu

Η κύρια διαφορά ανάμεσα στην αλλασσόμενη από τον ασθενή και τη μόνιμη φωνητική πρόθεση είναι το μέγεθος των σιλικονούχων δακτυλίων (φλάντζες). Οι μεγαλύτερου μεγέθους φλάντζες, στις μόνιμες φωνητικές προθέσεις, καθιστούν δυσκολότερη την κατά λάθος απομάκρυνσή της από τη θέση της. Ακόμη μια διαφορά είναι, πως η ταινία εισαγωγής δε θα πρέπει να αφαιρείται από την αλλασσόμενη από τον ασθενή πρόθεση, διότι βοηθάει στην ενσφήνωσή της. Γενικά, δεν υπάρχει διαφορά στην ποιότητα της φωνής μεταξύ των προθέσεων αυτών.

Τι να κάνετε εάν η πρόθεση απαγκιστρωθεί ή εμφανίσει διαρροή

Εάν η πρόθεση εμφανίσει διαρροή, απαγκιστρωθεί ή αφαιρεθεί κατά λάθος, μπορεί να εισαχθεί μια αλλασσόμενη από τον ασθενή πρόθεση, από όσους διαθέτουν μια επιπλέον τέτοια συσκευή. Εναλλακτικά, ένας λαστιχένιος καθετήρας μπορεί να εισαχθεί εντός του ΤΟΣ για να προληφθεί η σύγκλεισή του, καθώς είναι δυνατόν να κλείσει εντός ωρών. Η εισαγωγή ενός καθετήρα ή μιας νέας πρόθεσης μπορεί να εμποδίσει την ανάγκη για ένα καινούριο ΤΟΣ. Η διαρροή της πρόθεσης από το κέντρο της (αυλός) μπορεί να αντιμετωπιστεί προσωρινά, εισάγοντας ένα βύσμα (ειδικό για τον τύπο και το εύρος της πρόθεσης) μέχρι αυτή να μπορεί να αλλαχθεί.

Συστήνεται στους ασθενείς που χρησιμοποιούν μια φωνητική πρόθεση, να έχουν μαζί τους ένα καθετήρα και ένα βύσμα, για αυτή.

Αίτια διαρροής φωνητικής πρόθεσης

Υπάρχουν δύο πρότυπα διαρροής από τη φωνητική πρόθεση: Διαρροή δια του αυλού της πρόθεσης και διαρροή γύρω από αυτήν.

Η **διαρροή δια του αυλού της φωνητικής πρόθεσης** εμφανίζεται κυρίως λόγω καταστάσεων, στις οποίες η βαλβίδα δε μπορεί πλέον να κλείσει ερμητικά. Αυτό μπορεί να οφείλεται στα κάτωθι: αποικισμό της βαλβίδας από μύκητες, τα βαλβιδικά ελάσματα μπορεί να παραμείνουν στην ανοικτή θέση, ένα κομμάτι τροφής, βλέννης ή τριχών μπορεί να ενσφηνωθεί εντός της βαλβίδας ή η συσκευή να έρχεται σε επαφή με το οπίσθιο τοίχωμα του οισοφάγου. Αναπόφευκτα, όλες οι προθέσεις θα εμφανίσουν κάποια στιγμή διαρροή δια του αυλού τους, είτε λόγω αποικισμού από Candida είτε λόγω απλής μηχανικής βλάβης.

Εάν υπάρχει συνεχής διαρροή δια του αυλού της πρόθεσης, από τη στιγμή που εισάγεται, το πρόβλημα γενικά οφείλεται στο γεγονός, πως τα ελάσματα παραμένουν ανοικτά εξαιτίας αρνητικής πίεσης που παράγεται από την κατάποση. Αυτό μπορεί να διορθωθεί, χρησιμοποιώντας μια πρόθεση με μεγαλύτερη αντίσταση. Το αντιστάθμισμα είναι πως χρησιμοποιώντας μια τέτοια φωνητική πρόθεση, μπορεί να απαιτεί περισσότερη προσπάθεια κατά την ομιλία. Μολαταύτα, είναι σημαντικό να αποτραπεί η χρόνια διαρροή στους πνεύμονες.

Η **διαρροή γύρω από τη φωνητική πρόθεση** είναι λιγότερο κοινή και οφείλεται κυρίως σε διάταση του στομίου του ΤΟΣ ή σε αδυναμία του να συγκρατήσει την πρόθεση. Έχει σχετιστεί με βραχύτερο χρόνο ζωής της φωνητικής πρόθεσης. Μπορεί να συμβεί όταν το στόμιο, που υποδέχεται την πρόθεση, διευρύνεται. Κάποιου βαθμού διάταση συμβαίνει κατά την εισαγωγή της φωνητικής πρόθεσης, εάν όμως ο ιστός είναι υγιής και ελαστικός, θα συρρικνωθεί ξανά μετά από λίγο. Η αδυναμία συστολής του μπορεί να σχετίζεται με γαστροοισοφαγική παλινδρόμηση, πτωχή θρέψη, αλκοολισμό, υποθυρεοειδισμό, ακατάλληλη δημιουργία στομίου, τοπική ανάπτυξη κοκκιώδους ιστού, ακατάλληλο μέγεθος πρόθεσης, τραύμα στην οδό του ΤΟΣ, υποτροπιάζοντα ή παραμένοντα τοπικό ή απομακρυσμένο καρκίνο και ακτινονέκρωση.

Η διαρροή γύρω από τη φωνητική πρόθεση μπορεί επίσης να συμβεί, εάν η πρόθεση είναι πολύ μακριά για το συρίγγιο του ασθενούς. Όταν συμβαίνει κάτι τέτοιο, η πρόθεση κινείται μπρος και πίσω στο συρίγγιο (σαν πιστόνι), διευρύνοντας έτσι τον αυλό. Ο αυλός θα πρέπει να μετράται και να εισάγεται μια πρόθεση με καταλληλότερο μήκος. Σε αυτήν την περίπτωση, η διαρροή θα πρέπει να λύνεται μέσα σε 48 ώρες. Εάν ο ιστός γύρω από την πρόθεση δεν επουλώνεται σε αυτό το χρονικό διάστημα, χρειάζεται διεξοδική ιατρική αξιολόγηση ώστε να καθοριστεί η αιτία του προβλήματος.

Άλλο ένα αίτιο διαρροής γύρω από την πρόθεση είναι η παρουσία στένωσης των οισοφάγου. Η στένωση αυτή εξαναγκάζει το λαρυγγεκτομηθέντα να καταπίνει δυσκολότερα, χρησιμοποιώντας μεγαλύτερη δύναμη, ώστε τα φαγητά και τα υγρά να προσπερνούν τη στένωση. Η υπερβολική πίεση κατάποσης ωθεί τα φαγητά και τα υγρά γύρω από την πρόθεση.

Διάφορες διαδικασίες έχουν χρησιμοποιηθεί, για να αντιμετωπίσουν την εμμένουσα διαρροή γύρω από την πρόθεση. Αυτές περιλαμβάνουν την προσωρινή αφαίρεση της και την αντικατάσταση από ένα μικρότερης διαμέτρου καθετήρα, ώστε να προωθηθεί η αυτόματη συρρίκνωση, την περίπαρση του στομίου με ράμμα, την έγχυση γέλης, κολλαγόνου ή μικρονισμένου AlloDerm® (LifeCell, Branchburg, N.J. 08876), τον ηλεκτροκαυτηριασμό ή τον καυτηριασμό με νιτρικό άργυρο, τη μεταμόσχευση αυτόλογου λίπους και την εισαγωγή μιας μεγαλύτερης πρόθεσης, για να σταματήσει η διαρροή. Η αντιμετώπιση της παλινδρόμησης (η πιο κοινή αιτία διαρροής) μπορεί να δώσει στον οισοφάγο, την ευκαιρία να επουλωθεί.

Η αύξηση της διαμέτρου της πρόθεσης δε συστήνεται γενικά. Μιας μεγαλύτερης διαμέτρου πρόθεση είναι βαρύτερη από μια μικρότερης και ο εξασθενημένος ιστός, συχνά, δε μπορεί να υποστηρίξει μια μεγαλύτερη συσκευή, επιδεινώνοντας το πρόβλημα. Ωστόσο, κάποιοι πιστεύουν πως η χρήση μιας μεγαλύτερης διαμέτρου πρόθεσης, ελαττώνει την πίεση της ομιλίας (μεγαλύτερη διάμετρος επιτρέπει μεγαλύτερη ροή αέρα), γεγονός που επιτρέπει καλύτερη επούλωση του ιστού, ενόσω αντιμετωπίζεται η υποκείμενη εστία (πιο συχνά η γαστροοισοφαγική παλινδρόμηση).

Η χρήση πρόθεσης με μεγαλύτερη οισοφαγική και/ή τραχειακή φλάντζα, μπορεί να είναι βοηθητική, καθώς η φλάντζα λειτουργεί ως δακτύλιος στεγανοποίησης απέναντι στα τοιχώματα του οισοφάγου και/ή της τραχείας, εμποδίζοντας έτσι τη διαρροή.

Και τα δύο πρότυπα διαρροής μπορούν να προκαλέσουν υπέρμετρο, κοπιαστικό βήχα, ο οποίος μπορεί να οδηγήσει στην ανάπτυξη κήλης του κοιλιακού τοιχώματος ή βουβωνοκήλης. Το υγρό της διαρροής μπορεί να εισέλθει στους πνεύμονες και να προκαλέσει πνευμονία από εισρόφηση. Κάθε διαρροή μπορεί να επιβεβαιωθεί, με άμεση όραση της πρόθεσης, με την κατάποση κάποιου μη διαυγούς υγρού. Εάν εμφανιστεί διαρροή, η οποία δε διορθώνεται μετά το βούρτσισμα και το ξέπλυμα, η φωνητική πρόθεση θα πρέπει να αλλαχθεί το συντομότερο δυνατόν.

Με την πάροδο του χρόνου, μια φωνητική πρόθεση τείνει γενικά να διαρκεί περισσότερο μέχρι να εμφανίσει διαρροή. Αυτό συμβαίνει διότι το οίδημα και η αυξημένη παραγωγή εκκρίσεων ελαττώνονται, καθώς ο αεραγωγός προσαρμόζεται στην νέα κατάσταση. Η βελτίωση συμβαίνει επίσης λόγω της καλύτερης διαχείρισης της πρόθεσης από το λαρυγγεκτομηθέντα, καθώς εξοικειώνεται με τη συσκευή.

Οι ασθενείς με ένα ΤΟΣ χρειάζονται παρακολούθηση από ένα λογοθεραπευτή, εξαιτίας των αναμενόμενων μεταβολών στην τραχειοοισοφαγική οδό. Μπορεί να απαιτείται αλλαγή του μεγέθους της οδού, καθώς μπορεί να μεταβληθεί το μήκος και η διάμετρός της με την πάροδο του χρόνου. Το μήκος και η διάμετρος του στομίου γενικά μεταβάλλονται με την πάροδο του χρόνου, καθώς το οίδημα που παράγεται από τη δημιουργία του συριγγίου, τη χειρουργική επέμβαση και την ακτινοβολία, βαθμιαία μειώνεται. Αυτό χρειάζεται επανειλημμένες μετρήσεις του μήκους και της διαμέτρου της οδού από το λογοθεραπευτή, και την επιλογή του κατάλληλου μεγέθους πρόθεσης.

Ένα από τα πλεονεκτήματα του να έχει κανείς μια φωνητική πρόθεση, είναι πως μπορεί να υποβοηθήσει στην απαγκίστρωση τροφής που ενσφηνώνεται σε ένα στενό φάρυγγα. Όταν τροφές ενσφηνώνονται πάνω από το επίπεδο της πρόθεσης, η προσπάθεια για ομιλία ή η εμφύσηση αέρα δια της πρόθεσης, μπορεί κάποιες φορές να εξαναγκάσει την τροφή να κινηθεί προς τα επάνω κι έτσι να λυθεί η απόφραξη (Βλ. **Πως να απομακρύνεται (ή να καταπίνεται) τροφή που έχει ενσφηνωθεί στο φάρυγγα ή τον οισοφάγο**, σελ. 72).

Η πρόθεση μπορεί να χρειάζεται να αλλαχθεί εάν υπάρχει μια αλλοίωση στην ποιότητα της φωνής, ειδικά όταν η φωνή γίνεται πιο αδύναμη ή όταν ο ασθενής χρειάζεται μεγαλύτερη αναπνευστική προσπάθεια για να μιλήσει. Αυτό μπορεί να οφείλεται σε ανάπτυξη μυκήτων, η οποία παρεμβαίνει στη διάνοιξη της βαλβίδας.

Αποτροπή διαρροής από τη φωνητική πρόθεση

Συστήνεται ο καθαρισμός του εσωτερικού αυλού της φωνητικής πρόθεσης, τουλάχιστον δύο φορές την ημέρα και μετά από κάθε γεύμα.

Ο κατάλληλος καθαρισμός μπορεί να προλάβει ή/και να εμποδίσει τη διαρροή μέσω της φωνητικής πρόθεσης:

1. Πριν από τη χρήση της παρεχόμενης από τον κατασκευαστή βούρτσας, αυτή πρέπει να βυθίζεται σε ένα κύπελο με ζεστό νερό και να αφήνεται εκεί για λίγα δευτερόλεπτα.
2. Η βούρτσα να εισάγεται στην φωνητική πρόθεση (όχι πολύ βαθιά) και να περιστρέφεται αρκετές φορές, ώστε να καθαριστεί το εσωτερικό της συσκευής.
3. Η βούρτσα να αφαιρείται, να ξεπλένεται με ζεστό νερό και η διαδικασία αυτή να επαναλαμβάνεται δύο με τρεις φορές, μέχρι να μην εξέρχεται υλικό με την έξοδο της βούρτσας. Επειδή η βούρτσα βυθίζεται σε ζεστό νερό, θα πρέπει κανείς να είναι προσεκτικός ώστε να μην την εισαγάγει πέρα από την έσω βαλβίδα της φωνητικής πρόθεσης και να μην τραυματίσει έτσι τον οισοφάγο λόγω υπερβολικής θερμότητας.
4. Να ξεπλένεται η φωνητική πρόθεση δύο φορές, χρησιμοποιώντας τον ασκό που παρέχεται από τον κατασκευαστή και ζεστό (όχι καυτό!) πόσιμο νερό. Το νερό πρέπει να ελέγχεται πρώτα, για να βεβαιώνεται κανείς πως η θερμοκρασία του δεν είναι υπερβολικά υψηλή, ώστε να αποφεύγεται βλάβη στον οισοφάγο.

Το ζεστό νερό δουλεύει καλύτερα, από ότι αυτό σε θερμοκρασία δωματίου, για τον καθαρισμό της πρόθεσης. Τούτο πιθανώς συμβαίνει διότι διαλύει τις ξηρές εκκρίσεις και τη βλέννη και ίσως και να ξεπλένει (ή ακόμη και να σκοτώνει) κάποιες από τις αποικίες μυκήτων που έχουν σχηματιστεί στην πρόθεση.

Τι να κάνει κανείς σε περίπτωση διαρροής μιας μόνιμης φωνητικής πρόθεσης

Μια διαρροή μπορεί να συμβεί όταν ένα κομμάτι ξηρής βλέννης, ένα τεμαχίδιο τροφής ή τρίχα/ες (σε αυτές με ελεύθερα ελάσματα), εμποδίζουν την πλήρη σύγκλειση της βαλβίδας της πρόθεσης. Ο καθαρισμός της πρόθεσης με βούρτσισμα και η έκπλυση με ζεστό νερό (Βλ. παραπάνω) μπορούν να απομακρύνουν αυτά τα εμπόδια και να σταματήσουν τη διαρροή.

Εάν η διαρροή διαμέσου της φωνητικής πρόθεσης συμβεί εντός τριών ημερών από την τοποθέτησή της, μπορεί να οφείλεται σε ελαττωματική πρόθεση ή σε πρόθεση που δεν έχει τοποθετηθεί σωστά. Χρειάζεται κάποιος χρόνος για την ανάπτυξη αποικιών μυκήτων. Εάν η πρόθεση εμφανίζει διαρροή ενώ είναι καινούρια, τότε αυτή οφείλεται σε άλλο αίτιο. Επιπρόσθετα στο βούρτσισμα και την έκπλυση με ζεστό νερό, μπορεί να είναι βοηθητική η προσεκτική περιστροφή της πρόθεσης, μια ή δυο φορές ώστε να απαγκιστρωθούν τέτοια ξένα σωματίδια. Εάν η διαρροή επιμένει, η φωνητική πρόθεση θα πρέπει να αντικατασταθεί.

Ο ευκολότερος τρόπος να σταματήσει προσωρινά η διαρροή, είναι να χρησιμοποιηθεί ένα βύσμα, μέχρι να αλλαχθεί η φωνητική πρόθεση. Το βύσμα είναι ειδικό για τον τύπο και το εύρος της κάθε φωνητικής πρόθεσης. Είναι μια καλή ιδέα να αποκτήσει κανείς ένα τέτοιο βύσμα, από τον κατασκευαστή της πρόθεσης και να το έχει διαθέσιμο. Η απόφραξη της πρόθεσης εμποδίζει την ομιλία αλλά επιτρέπει τη σίτιση και την ενυδάτωση χωρίς διαρροή. Το βύσμα μπορεί να αφαιρείται μετά την κατανάλωση τροφών ή υγρών και να επανεισάγεται όταν χρειάζεται. Αυτή είναι μια προσωρινή λύση, μέχρι την αντικατάσταση της φωνητικής πρόθεσης.

Είναι σημαντικό να παραμένει κανείς καλά ενυδατωμένος παρά τη διαρροή. Είναι βοηθητική η αποφυγή απώλειας υγρών με την εφίδρωση, όταν ο καιρός είναι ζεστός, με την παραμονή σε κλιματιζόμενο περιβάλλον και την κατανάλωση υγρών, με τρόπο που είναι λιγότερο πιθανό να διαρρεύσουν από την πρόθεση. Τα ροφήματα που περιέχουν καφεΐνη είναι διουρητικά και πρέπει να αποφεύγονται. Τα παχύρευστα υγρά εμφανίζουν μικρότερη διαρροή και η κατανάλωσή τους μπορεί να παράσχει την απαραίτητη ενυδάτωση. Πολλές τροφές που περιέχουν μεγάλες ποσότητες υγρών είναι πιο παχύρευστες (πχ ζελέ, σούπες, γεύματα βρώμης, τοστ βουτηγμένο σε γάλα, γιαούρτι κλπ.) και είναι ως εκ τούτου λιγότερο πιθανόν να διαρρεύσουν από την πρόθεση. Από την άλλη ο καφές και τα ανθρακούχα ποτά εμφανίζουν συχνότερα διαρροή. Τα φρούτα και τα λαχανικά περιέχουν μεγάλη ποσότητα νερού (πχ καρπούζι, μήλα κλπ.). Ο καλύτερος τρόπος είναι να δοκιμάσει κανείς τι από τα παραπάνω τον βολεύει καλύτερα.

Μια άλλη μέθοδος ελάττωσης της διαρροής, η οποία μπορεί να είναι αποτελεσματική σε κάποιους ασθενείς, μέχρι την αντικατάσταση της φωνητικής πρόθεσης, είναι να προσπαθούν να καταπιούν το υγρό σαν είναι κομμάτι τροφής. Τέτοιοι χειρισμοί είναι λιγότερο πιθανό να οδηγήσουν σε διαρροή υγρού από τη φωνητική πρόθεση.

Αυτά τα μέτρα μπορούν να χρησιμοποιηθούν για να διατηρείται κανείς σε καλή ενυδάτωση και θρέψη, μέχρι να γίνει δυνατή η αντικατάσταση της φωνητικής πρόθεσης.

Καθαρισμός της φωνητικής πρόθεσης

Συστήνεται ο καθαρισμός της φωνητικής πρόθεσης να γίνεται τουλάχιστον δύο φορές την ημέρα (πρωί και βράδυ), κατά προτίμηση μετά το γεύμα (Βλ. **Αποτροπή διαρροής από τη φωνητική πρόθεση**, σελ. 65), καθώς τότε εγκλωβίζονται τροφές και βλέννη εντός της. Ο καθαρισμός είναι ιδιαίτερα βοηθητικός μετά την κατανάλωση κολλώδους τροφής ή οποτεδήποτε η φωνή του ασθενούς γίνεται αδύναμη.

Αρχικά, η βλέννη γύρω από την πρόθεση θα πρέπει να καθαρίζεται χρησιμοποιώντας κάποιο τσιμπιδάκι, κατά προτίμηση με στρογγυλές άκρες. Ακολούθως, το βουρτσάκι που παρέχεται από τον κατασκευαστή, θα πρέπει να εισάγεται στην πρόθεση και να κινείται εμπρός και πίσω. Το βουρτσάκι θα πρέπει να πλένεται διεξοδικά με ζεστό νερό μετά από κάθε καθαρισμό. Εν συνεχεία, θα πρέπει να γίνεται, δύο φορές, έκπλυση της πρόθεσης με ζεστό (όχι καυτό) νερό, χρησιμοποιώντας τον, παρεχόμενο από τον κατασκευαστή ασκό.

Ο ασκός έκπλυσης θα πρέπει να εισάγεται εντός του ανοίγματος της πρόθεσης, εφαρμόζοντας ήπια πίεση, ώστε να το σφραγίζει. Η γωνία με την οποία θα πρέπει κανείς να τοποθετεί την άκρη του ασκού ποικίλλει μεταξύ των ασθενών (Ένας λογοθεραπευτής μπορεί να παράσχει οδηγίες, σχετικά με την επιλογή της καταλληλότερης γωνίας). Η έκπλυση της πρόθεσης θα πρέπει να γίνεται απαλά, διότι η άσκηση μεγάλης πίεσης μπορεί να οδηγήσει σε εκτόξευση νερού εντός της τραχείας. Εάν η έκπλυση με νερό είναι προβληματική, μπορεί να γίνει και με τη χρήση αέρα.

Οι κατασκευαστές κάθε βούρτσας και ασκού έκπλυσης των φωνητικών προθέσεων παρέχουν οδηγίες σχετικά με τον καθαρισμό τους και το πότε θα πρέπει να απορρίπτονται. Η βούρτσα θα πρέπει να αντικαθίσταται όταν οι ίνες της φθείρονται ή λυγίζουν.

Η βούρτσα και ο ασκός έκπλυσης θα πρέπει να καθαρίζονται με ζεστό νερό και όταν είναι δυνατό και με σαπούνι και να στεγνώνονται με μια πετσέτα μετά την κάθε χρήση. Ένας τρόπος να διατηρούνται καθαρά είναι να τοποθετούνται σε μια στεγνή πετσέτα και να εκτίθενται σε ηλιακό φως για λίγες ώρες, καθημερινά. Κάτι τέτοιο εκμεταλλεύεται τις αντιμικροβιακές ιδιότητες του υπεριώδους φωτός της ηλιακής ακτινοβολίας, για τη μείωση του αριθμού των μυκήτων και των βακτηρίων.

Η τοποθέτηση 2-3cc αποστειρωμένου φυσιολογικού ορού στην τραχεία, τουλάχιστον δύο φορές την ημέρα (και περισσότερο εάν ο αέρας είναι ξηρός), η συνεχής χρήση ενός HME και η χρήση ενός μικρού υγραντήρα, μπορούν να διατηρήσουν τις εκκρίσεις ρευστοποιημένες και να ελαττώσουν την απόφραξη της φωνητικής πρόθεσης.

Πρόληψη της ανάπτυξης αποικιών μυκήτων στη φωνητική πρόθεση

Η υπερανάπτυξη των αποικιών μυκήτων είναι μια αιτία διαρροής και κατά συνέπεια, αποτυχίας της φωνητικής πρόθεσης. Μολαταύτα, η ανάπτυξη των αποικιών σε μια πρόσφατα τοποθετημένη φωνητική πρόθεση, χρειάζεται κάποιο χρόνο για να δημιουργηθεί και να εμποδίσει την πλήρη σύγκλειση των ελασμάτων. Επομένως, οι αποτυχίες αμέσως μετά την τοποθέτηση μιας φωνητικής πρόθεσης είναι απίθανο να οφείλονται στην ανάπτυξη αποικιών.

Η αναγνώριση των αποικιών θα πρέπει να πραγματοποιείται από το άτομο που αλλάζει τη μη λειτουργική φωνητική πρόθεση. Αυτό μπορεί να γίνει είτε βλέποντας μόνο τις τυπικές αποικίες μυκήτων (Candida) που εμποδίζουν τη σύγκλειση της βαλβίδας είτε, εάν είναι δυνατόν, στέλνοντας ένα δείγμα από τη φωνητική πρόθεση για καλλιέργεια μυκήτων.

Η νυστατίνη (ένας αντιμυκητιασικός παράγοντας) χρησιμοποιείται συχνά για την αποφυγή αποτυχίας της φωνητικής πρόθεσης λόγω αποικιών. Είναι διαθέσιμη με συνταγογράφηση, με τη μορφή διαλύματος ή δισκίων. Τα δισκία μπορούν να κονιορτοποιηθούν και να διαλυθούν σε νερό.

Η χορήγηση αντιμυκητιασικής θεραπείας μόνο με την εικασία, πως η ανάπτυξη αποικιών είναι η αιτία δυσλειτουργίας της φωνητικής πρόθεσης, δεν είναι πρέπουσα. Είναι ακριβή, μπορεί να οδηγήσει στην ανάπτυξη αντοχής στον αντιμυκητιασικό παράγοντα και μπορεί να προκαλέσει αχρείαστες ανεπιθύμητες ενέργειες.

Υπάρχουν ωστόσο εξαιρέσεις σε αυτόν τον κανόνα. Αυτές περιλαμβάνουν την προληπτική χορήγηση αντιμυκητιασικών παραγόντων σε διαβητικούς, σε όσους λαμβάνουν αντιβιοτικά, χημειοθεραπεία ή στεροειδή και σε εκείνους που έχουν εμφανή ανάπτυξη αποικιών μυκήτων (επίχρισμα γλώσσας κλπ.).

Υπάρχουν διάφορες μέθοδοι που βοηθούν να προληφθεί η ανάπτυξη αποικιών στη φωνητική πρόθεση:

- Η μείωση της κατανάλωσης σακχάρων με τις τροφές και τα υγρά. Εάν τα καταναλώνει κανείς, θα πρέπει να βουρτσίζει καλά τα δόντια του μετά την κατανάλωση σακχαρούχων τροφών και/ή ποτών.
- Το καλό βούρτσισμα των δοντιών μετά το κάθε γεύμα και ειδικά πριν από τον ύπνο.
- Οι διαβητικοί θα πρέπει να διατηρούν υπό έλεγχο τα επίπεδα του σακχάρου στο αίμα τους.
- Λήψη αντιβιοτικών μόνο όταν είναι αναγκαία.
- Μετά τη χρήση ενός στοματικού διαλύματος ή ενός αντιμυκητιασικού παράγοντα, είναι καλό να περιμένει κανείς 30 λεπτά και μετά να βουρτσίζει τα δόντια του. Αυτό οφείλεται στο γεγονός πως κάποια από αυτά τα διαλύματα περιέχουν σάκχαρα.
- Η εμβύθιση της βούρτσας της φωνητικής πρόθεσης σε μια μικρή ποσότητα διαλύματος νυστατίνης και το βούρτσισμα του εσωτερικού της φωνητικής πρόθεσης πριν από τον ύπνο (Ένα τέτοιο διάλυμα μπορεί να φτιαχτεί διαλύοντας ένα τέταρτο του δισκίου νυστατίνης σε 3-5cc νερού). Αυτό θα εγκαταλείψει μια ποσότητα διαλύματος εντός της φωνητικής πρόθεσης. Το αχρησιμοποίητο διάλυμα θα πρέπει να απορρίπτεται. Δεν πρέπει να τοποθετείται υπερβολική ποσότητα νυστατίνης στην πρόθεση, ώστε να αποφεύγεται η διαφυγή της στην τραχεία. Η φώνηση μερικών λέξεων μετά την

τοποθέτηση του διαλύματος θα το προωθήσει, στο εσωτερικό τμήμα της φωνητικής πρόθεσης.

- Η κατανάλωση προβιοτικών μέσω της καλλιέργειας γιαουρτιού και/ή των αντίστοιχων σκευασμάτων.
- Το απαλό βούρτσισμα της γλώσσας εάν αυτή καλύπτεται από αποικίες μυκήτων (λευκές πλάκες).
- Η αντικατάσταση της οδοντόβουρτσας μετά την αντιμετώπιση των αποικιών ώστε να αποφευχθεί η επαναδημιουργία τους.
- Η τήρηση της καθαριότητας της βούρτσας της φωνητικής πρόθεσης.

Η χρήση του *Lactobacillusacidophilus* για την πρόληψη της υπερανάπτυξης αποικιών

Ένα προβιοτικό που χρησιμοποιείται συχνά για την πρόληψη της υπερανάπτυξης αποικιών μυκήτων, είναι ένα σκεύασμα που περιέχει ζώντα βακτήρια Lactobacillusacidophilus. Δεν υπάρχει εγκεκριμένη ένδειξη από τον Αμερικανικό Οργανισμό Τροφίμων και Φαρμάκων, για τη χρήση του L. acidophilus για την πρόληψη της υπερανάπτυξης αποικιών. Αυτό σημαίνει πως δεν υπάρχουν μελέτες με ομάδα ελέγχου, οι οποίες να εξασφαλίζουν την ασφάλεια και την αποτελεσματικότητα του. Τα σκευάσματα του L. acidophilus πωλούνται ως συμπληρώματα διατροφής και όχι ως φάρμακα. Η συνιστώμενη δόση του L. acidophilus βρίσκεται μεταξύ ενός και δέκα δισεκατομμυρίων βακτηρίων. Τυπικά, τα δισκία L. acidophilus περιέχουν μια ποσότητα εντός του συνιστώμενου αυτού εύρους. Η συνιστώμενη δοσολογία ποικίλλει ανάλογα με το δισκίο, γενικά όμως συστήνεται η λήψη μεταξύ ενός και τριών δισκίων L. acidophilus ημερησίως.

Παρόλο που γενικά πιστεύεται πως είναι ασφαλή και με λίγες ανεπιθύμητες ενέργειες, τα στοματικά σκευάσματα του L. acidophilus θα πρέπει να αποφεύγονται σε ανθρώπους με εντερική βλάβη, αποδυναμωμένο ανοσοποιητικό σύστημα ή με υπερανάπτυξη εντερικών βακτηρίων. Σε αυτά τα άτομα, το συγκεκριμένο βακτήριο μπορεί να προκαλέσει σοβαρές και κάποιες φορές απειλητικές για τη ζωή επιπλοκές. Γι' αυτό το λόγο οι ασθενείς θα πρέπει να συμβουλεύονται τον ιατρό τους οποτεδήποτε καταναλώνονται ζώντα βακτήρια. Είναι ιδιαίτερα σημαντικό σε εκείνους με τις παραπάνω καταστάσεις.

ΚΕΦΑΛΑΙΟ 11:

Σίτιση, κατάποση και όσφρηση

Η σίτιση, η κατάποση και η όσφρηση δεν είναι ίδιες μετά τη λαρυγγεκτομή. Αυτό συμβαίνει επειδή η ακτινοβολία και η χειρουργική επέμβαση προκαλούν μόνιμες, ισόβιες αλλαγές. Η ΑΚΘ μπορεί να προκαλέσει ίνωση των μυών της μάσησης, η οποία μπορεί να οδηγήσει σε αδυναμία διάνοιξης του στόματος (τρισμός), καθιστώντας τη σίτιση πιο δύσκολη. Οι δυσκολίες κατά τη σίτιση και την κατάποση μπορούν επίσης να δημιουργούνται από ελάττωση της παραγωγής σιέλου και στένωση του οισοφάγου, μαζί με την έλλειψη περισταλτισμού σε εκείνους με ανακατασκευή με κρημνούς. Η όσφρηση επηρεάζεται επίσης, διότι ο εισπνεόμενος αέρας παρακάμπτει τη μύτη.

Αυτό το κεφάλαιο περιγράφει τις εκδηλώσεις και την αντιμετώπιση των προκλήσεων που αντιμετωπίζουν οι λαρυγγεκτομηθέντες, ως προς τη σίτιση και την όσφρηση. Αυτές περιλαμβάνουν προβλήματα κατά την κατάποση, παλινδρόμηση τροφής, οισοφαγικές στενώσεις και οσφρητικές δυσκολίες.

Διατήρηση επαρκούς θρέψης ως λαρυγγεκτομηθείς

Η σίτιση μπορεί να είναι μια δια βίου πρόκληση για τους λαρυγγεκτομηθέντες. Αυτό συμβαίνει εξαιτίας δυσκολιών στην κατάποση, ελαττωμένης παραγωγής σάλιου (το οποίο λιπαίνει την τροφή και διευκολύνει τη μάσηση) και της μεταβληθείσας ικανότητας όσφρησης.

Η ανάγκη για κατανάλωση μεγάλων ποσοτήτων υγρών κατά τη σίτιση μπορεί να καταστήσει δύσκολη την πρόσληψη μεγάλων γευμάτων. Αυτό συμβαίνει διότι τα υγρά γεμίζουν το στόμαχο και μένει λιγότερος χώρος για την τροφή. Οι λαρυγγεκτομηθέντες καταλήγουν να λαμβάνουν πολλαπλά μικρά γεύματα αντί για λιγότερα και μεγάλα, επειδή τα υγρά απορροφώνται μέσα σε ένα σχετικά μικρό χρονικό διάστημα. Η κατανάλωση μεγάλων ποσοτήτων υγρών οδηγεί τους λαρυγγεκτομηθέντες σε πολύ συχνή ούρηση, κατά τη διάρκεια της ημέρας και της νύχτας. Αυτό μπορεί να παρέμβει στο πρότυπο του ύπνου του ασθενούς και να προκαλέσει κούραση και ευερεθιστότητα. Όσοι υποφέρουν από καρδιαγγειακές παθήσεις (π.χ. συμφορητική καρδιακή ανεπάρκεια), μπορεί να αντιμετωπίσουν προβλήματα λόγω υπερφόρτωσής με πλεονάζοντα υγρά.

Η κατανάλωση τροφών που παραμένει περισσότερο στο στομάχι (π.χ. πρωτεΐνες όπως το λευκό τυρί, τα κρέατα και οι ξηροί καρποί) μπορεί να μειώσει τον αριθμό των ημερήσιων γευμάτων, ελαττώνοντας έτσι την ανάγκη για λήψη υγρών.

Είναι σημαντικό να μάθει κανείς πώς να τρώει, χωρίς να καταναλώνει μεγάλες ποσότητες υγρών. Για παράδειγμα, η απαλλαγή από δυσκολίες στην κατάποση μπορεί να ελαττώσει την ανάγκη για κατανάλωση υγρών, ενώ η πρόσληψη λιγότερων υγρών πριν από την κατάκλιση μπορεί να βελτιώσει το πρότυπο του ύπνου.

Η θρέψη μπορεί να βελτιωθεί:

- Λαμβάνοντας επαρκή αλλά όχι υπερβολική ποσότητα υγρών
- Πίνοντας λιγότερα υγρά το βράδυ
- Καταναλώνοντας «υγιεινές» τροφές
- Τηρώντας δίαιτα χαμηλή σε υδατάνθρακες και υψηλή σε πρωτεΐνη (μεγάλη ποσότητα σακχάρων αυξάνει τον αποικισμό μυκήτων)
- Ζητώντας τη βοήθεια ενός διαιτολόγου-διατροφολόγου

Είναι ουσιώδης η εξασφάλιση, πως ο λαρυγγεκτομηθείς ακολουθεί μια επαρκή και ισορροπημένη διατροφή, η οποία περιέχει τα σωστά συστατικά, παρά τις δυσκολίες στην σίτιση. Είναι σημαντική, μια δίαιτα χαμηλή σε υδατάνθρακες και υψηλή σε πρωτεΐνη, που περιλαμβάνει βιταμίνες και συμπληρώματα μετάλλων. Η συνδρομή των διαιτολόγων, των λογοθεραπευτών και των ιατρών στη διασφάλιση της διατήρησης επαρκούς σωματικού βάρους είναι πολύ βοηθητική.

Πως να απομακρύνεται (ή να καταπίνεται) τροφή που έχει ενσφηνωθεί στο φάρυγγα ή τον οισοφάγο

Κάποιοι λαρυγγεκτομηθέντες βιώνουν υποτροπιάζοντα επεισόδια ενσφήνωσης φαγητού στο πίσω μέρος του λαιμού τους (φάρυγγα) ή τον οισοφάγο, τα οποία εμποδίζουν την κατάποση.

Η απομάκρυνση της ενσφηνωμένης τροφής μπορεί να επιτευχθεί με αυτές τι μεθόδους:

1. Καταρχήν μην πανικοβληθείτε. Να θυμάστε πως δεν μπορεί να σας προκαλέσει ασφυξία, καθώς ως λαρυγγεκτομηθείς, ο οισοφάγος σας είναι πλήρως διαχωρισμένος από την τραχεία σας.
2. Προσπαθήστε να πιείτε κάποιο υγρό (συνήθως ζεστό) και επιχειρήστε να πιέσετε την τροφή προς τα κάτω, αυξάνοντας την πίεση μέσα στο στόμα σας.
3. Εάν ομιλείτε μέσω ενός ΤΟΣ, δοκιμάστε να μιλήσετε. Με αυτόν τον τρόπο ο αέρας που φυσάτε μέσα στη φωνητική πρόθεση μπορεί να ωθήσει το φαγητό πάνω από το ύψος του ΤΟΣ, πίσω στο φάρυγγά σας και να λύσει την απόφραξη. Δοκιμάστε το αυτό αρχικά όρθιοι και εάν δεν έχει αποτέλεσμα, σκύψτε πάνω από το νιπτήρα σας και δοκιμάστε να μιλήσετε.
4. Σκύψτε μπροστά (πάνω από ένα νιπτήρα ή κρατώντας ένα χαρτομάντηλο ή ένα κύπελλο μπροστά από το στόμα), χαμηλώνοντας το στόμα σας κάτω από το ύψος του στήθους και εφαρμόζοντας πίεση στην κοιλιά σας με το χέρι σας. Αυτό εξωθεί τα περιεχόμενα του στομάχου προς τα πάνω και μπορεί να λύσει την απόφραξη.

Αυτές οι μέθοδοι είναι αποτελεσματικές για τους περισσότερους ανθρώπους. Ωστόσο, ο κάθε ασθενής είναι διαφορετικός και χρειάζεται να πειραματιστεί και να βρει τις μεθόδους που τον βολεύουν καλύτερα. Η κατάποση, ωστόσο, βελτιώνεται με την πάροδο του χρόνου σε πολλούς λαρυγγεκτομηθέντες.

Κάποιοι λαρυγγεκτομηθέντες αναφέρουν επιτυχή λύση της απόφραξης, μετά την απαλή μάλαξη του λαιμού τους, το περπάτημα για λίγα λεπτά, την επιτόπια αναπήδηση, την επανάληψη κάθισης και έγερσης για κάποιες φορές, την επίκρουση του στήθους ή της ράχης τους, τη χρήση μιας συσκευής αναρρόφησης με τοποθέτηση του καθετήρα στο φάρυγγά τους ή απλά την αναμονή μέχρι η τροφή να κατέλθει από μόνη της στο στόμαχο.

Εάν τίποτα από αυτά δε φέρει αποτέλεσμα και η τροφή παραμένει ενσφηνωμένη στο φάρυγγα, μπορεί να είναι απαραίτητο να εξεταστεί ο ασθενής από έναν ωτορινολαρυγγολόγο ή οδηγηθεί σε ένα Τμήμα Επειγόντων Περιστατικών για να αφαιρεθεί το κώλυμα.

Παλινδρόμηση τροφής και οξέος στομάχου

Οι περισσότεροι λαρυγγεκτομηθέντες είναι επιρρεπείς στην ανάπτυξη γαστροοισοφαγικής παλινδρομικής νόσου (ΓΟΠΝ).

Υπάρχουν δύο μυϊκοί δακτύλιοι ή σφιγκτήρες στον οισοφάγο που εμποδίζουν την παλινδρόμηση. Ο ένας δακτύλιος εντοπίζεται στο σημείο όπου ο οισοφάγος εισέρχεται στο στόμαχο και ο άλλος βρίσκεται πίσω από το λάρυγγα, στην αρχή του οισοφάγου στον τράχηλο. Ο κατώτερος οισοφαγικός σφιγκτήρας συχνά επηρεάζεται όταν υπάρχει μια διαφραγματοκήλη, γεγονός που εμφανίζεται σε περισσότερο από τα τρία τέταρτα των ασθενών άνω των εβδομήντα ετών. Κατά τη διάρκεια της λαρυγγεκτομής, αφαιρείται ο μυς στον ανώτερο οισοφαγικό σφιγκτήρα (ο κρικοφαρυγγικός), ο οποίος φυσιολογικά εμποδίζει την επιστροφή της τροφής στο στόμα. Αυτό αφήνει το ανώτερο τμήμα του οισοφάγου χαλαρό και συνέχεια ανοικτό, γεγονός που μπορεί να οδηγήσει στην παλινδρόμηση περιεχομένων του στομάχου στο φάρυγγα και το στόμα. Ως εκ τούτου, μπορεί να συμβαίνει αναγωγή γαστρικού οξέος και τροφής, ειδικά κατά την πρώτη ώρα μετά το γεύμα, με την επίκυψη ή την κατάκλιση. Αυτό μπορεί να συμβεί επίσης μετά από μια εξαναγκασμένη εκπνοή αέρα, όταν κάποιος που χρησιμοποιεί ένα ΤΟΣ προσπαθεί να μιλήσει.

Η λήψη φαρμάκων που ελαττώνουν την οξύτητα του στομάχου, όπως τα αντιόξινα ή οι αναστολείς αντλίας πρωτονίων (PPi), μπορούν να ανακουφίσουν από κάποιες συνέπειες της παλινδρόμησης, όπως ο ερεθισμός του φάρυγγα, οι βλάβες στα ούλα και οι διαταραχές στη γεύση. Το να μην ξαπλώνει κανείς μετά την κατανάλωση γεύματος ή ποτών, βοηθάει επίσης στην πρόληψη της παλινδρόμησης. Η κατανάλωση μικρών ποσοτήτων φαγητού μοιρασμένων σε πολλά γεύματα, προκαλεί λιγότερη παλινδρόμηση τροφής από την κατανάλωση μεγάλων γευμάτων.

Συμπτώματα και αντιμετώπιση παλινδρόμησης γαστρικού οξέος. Η παλινδρόμηση οξέος συμβαίνει όταν το οξύ που βρίσκεται φυσιολογικά στο στόμαχο, εισέρχεται στον οισοφάγο. Αυτή η πάθηση καλείται γαστροοισοφαγική παλινδρομική νόσος ή γαστροοισοφαγική παλινδρόμηση ή ΓΟΠΝ.

Τα συμπτώματα παλινδρόμησης οξέος περιλαμβάνουν:

- Καύσο στο στήθος (καούρες)
- Καύσο ή όξινη γεύση στο φάρυγγα
- Πόνο στο στόμαχο ή το θώρακα
- Δυσκολία στην κατάποση
- Βράγχος φωνής ή πονόλαιμο
- Ανεξήγητο βήχα (όχι στους λαρυγγεκτομηθέντες εκτός εάν υπάρχει διαρροή στη φωνητική πρόθεση)
- Στους λαρυγγεκτομηθέντες: σχηματίζεται κοκκιώδης ιστός γύρω από τη φωνητική πρόθεση, μειώνεται ο χρόνος ζωής της φωνητικής πρόθεσης και εμφανίζονται προβλήματα με τη φωνή

Τα μέτρα για την ελάττωση και την πρόληψη της παλινδρόμησης οξέος περιλαμβάνουν:

- Απώλεια βάρους (σε όσους είναι υπέρβαροι)
- Μείωση άγχους και εξάσκηση τεχνικών χαλάρωσης
- Αποφυγή τροφών που επιδεινώνουν τα συμπτώματα (π.χ. καφές, σοκολάτα, οινόπνευμα, μέντα και λιπαρές τροφές)
- Διακοπή καπνίσματος και παθητικής έκθεσης σε καπνό
- Κατανάλωση μικρών ποσοτήτων φαγητού αρκετές φορές την ημέρα, αντί για μεγάλα γεύματα
- Παραμονή σε καθιστή θέση κατά τη σίτιση και για 30 με 60 λεπτά στη συνέχεια
- Αποφυγή κατάκλισης για τρεις ώρες μετά το γεύμα
- Ανύψωση της κεφαλής του κρεβατιού κατά 15-20 εκατοστά (τοποθετώντας κομμάτια ξύλου κάτω από τα δύο πόδια του κρεβατιού ή μια σφήνα κάτω από το στρώμα) ή χρησιμοποιώντας μαξιλάρια για την ανύψωση του ανώτερου τμήματος του σώματος τουλάχιστον κατά 45 μοίρες
- Λήψη φαρμακευτικής αγωγής που ελαττώνει την παραγωγή του γαστρικού οξέος, καθ' οδηγία του θεράποντος ιατρού
- Κάμψη των γονάτων αντί του πάνω μέρους του σώματος κατά την επίκυψη

Φαρμακευτική αγωγή για την αντιμετώπιση της παλινδρόμησης οξέος. Υπάρχουν τρεις κύριοι τύποι φαρμάκων που μπορούν να βοηθήσουν στη μείωση των συμπτωμάτων λόγω παλινδρόμησης οξέος: τα αντιόξινα, οι ανταγωνιστές του Η2 υποδοχέα της ισταμίνης (επίσης γνωστοί ως Η2 αποκλειστές) και οι αναστολείς αντλίας πρωτονίων. Αυτές οι κατηγορίες φαρμάκων λειτουργούν με διαφορετικούς τρόπους, μειώνοντας ή παρεμποδίζοντας την παραγωγή του γαστρικού οξέος.

Τα υγρά αντιόξινα είναι γενικά πιο δραστικά από τα δισκία και περισσότερο δραστικά εάν ληφθούν μετά το γεύμα ή πριν από την κατάκλιση, είναι όμως αποτελεσματικά μόνο για ένα μικρό χρονικό διάστημα. Οι Η2 αποκλειστές (π.χ. φαμοτιδίνη, σιμετιδίνη, ρανιτιδίνη) δρουν ελαττώνοντας το ποσό του οξέος που παράγεται από το στόμαχο. Διαρκούν περισσότερο από τα αντιόξινα και μπορούν να ανακουφίσουν από τα ήπια συμπτώματα. Οι περισσότεροι Η2 αποκλειστές μπορούν να αγοραστούν χωρίς συνταγή.

Οι αναστολείς αντλίας πρωτονίων (π.χ. ομεπραζόλη, εσομεπραζόλη, λανσοπραζόλη, ραμπεπραζόλη) είναι τα πιο αποτελεσματικά φάρμακα για την αντιμετώπιση της ΓΟΠΝ και τη διακοπή της παραγωγής γαστρικού οξέος. Κάποια από τα φάρμακα πωλούνται χωρίς ιατρική συνταγή. Μπορούν να ελαττώσουν την απορρόφηση του ασβεστίου. Η παρακολούθηση των επιπέδων ασβεστίου στο αίμα είναι σημαντική. Οι ασθενείς με χαμηλά επίπεδα ασβεστίου μπορεί να χρειαστεί να λάβουν συμπληρώματα ασβεστίου.

Συστήνεται η εκτίμηση από ιατρό εάν τα συμπτώματα της ΓΟΠΝ είναι σοβαρά ή διαρκούν για μεγάλο χρονικό διάστημα και είναι δύσκολο να ελεγχθούν.

Ομιλία κατά τη σίτιση και μετά τη λαρυγγεκτομή

Οι λαρυγγεκτομηθέντες που μιλούν μέσω μιας τραχειοοισοφαγικής φωνητικής πρόθεσης, έχουν δυσκολίες στην ομιλία καθώς καταπίνουν. Αυτό είναι ιδιαίτερα δύσκολο κατά τη διάρκεια του χρονικού διαστήματος που μεσολαβεί, μέχρι η τροφή ή τα υγρά να περάσουν από τη θέση του ΤΟΣ. Η ομιλία σε αυτό το χρονικό σημείο είναι είτε αδύνατη είτε ακούγεται «φυσαλιδώδης». Αυτό συμβαίνει επειδή ο αέρας που εισάγεται στον οισοφάγο δια της φωνητικής πρόθεσης, πρέπει να κινηθεί εν μέσω τροφής ή υγρών. Δυστυχώς, η διέλευση της τροφής από τον οισοφάγο χρειάζεται αρκετά περισσότερο χρόνο, σε ασθενείς στους οποίους ο φάρυγγάς τους έχει χρειαστεί να αντικατασταθεί από κρημνό. Αυτό οφείλεται στο γεγονός πως ο κρημνός δεν έχει περισταλτισμό (συστολή και χάλαση) και το φαγητό κατέρχεται κυρίως λόγω βαρύτητας.

Επομένως, είναι σημαντικό να τρώει κανείς αργά, να αναμιγνύει τις τροφές με τα υγρά κατά τη μάσηση και να επιτρέπει στην τροφή να περάσει κάτω από το επίπεδο του ΤΟΣ πριν επιχειρήσει να μιλήσει. Με την πάροδο του χρόνου, οι λαρυγγεκτομηθέντες μπορούν να γνωρίζουν πόσος χρόνος απαιτείται για να διέλθει η τροφή από τον οισοφάγο και να επιτραπεί η ομιλία. Είναι βοηθητικό να πιει κανείς κάτι, πριν επιχειρήσει να μιλήσει μετά τη σίτιση.

Υπάρχουν ασκήσεις σίτισης και κατάποσης, τις οποίες ένας λογοθεραπευτής μπορεί να διδάξει σε ένα λαρυγγεκτομηθέντα, ώστε να τον βοηθήσει να επανεκπαιδευτεί στο πώς να καταπίνει χωρίς δυσκολίες.

Δυσκολίες στην κατάποση

Οι περισσότεροι λαρυγγεκτομηθέντες βιώνουν προβλήματα στην κατάποση (δυσφαγία), αμέσως μετά τη χειρουργική επέμβαση. Επειδή η κατάποση εμπλέκει το συντονισμό περισσότερων από 20 μυών και αρκετών νεύρων, μια βλάβη σε οποιοδήποτε τμήμα του συστήματος, από τη χειρουργική επέμβαση ή την ακτινοβολία, μπορεί να οδηγήσει σε δυσκολίες στην κατάποση. Η πλειοψηφία των λαρυγγεκτομηθέντων ξαναμαθαίνει πώς να καταπίνει με ελάχιστα προβλήματα. Κάποιοι μπορεί να χρειαστεί να κάνουν μικρές μόνο προσαρμογές στη σίτισή τους, όπως να παίρνουν μικρότερες μπουκιές, να μασούν πιο διεξοδικά και να πίνουν περισσότερα υγρά καθώς τρώνε. Κάποιοι βιώνουν σημαντικές δυσκολίες στην κατάποση και απαιτούν βοήθεια στην εκμάθηση τρόπων, για τη βελτίωση της ικανότητας κατάποσής τους, δουλεύοντας με ένα λογοθεραπευτή που να εξειδικεύεται στις διαταραχές κατάποσης.

Οι λειτουργίες της κατάποσης μεταβάλλονται μετά τη λαρυγγεκτομή και μπορούν να επιπλεχθούν περαιτέρω από την ακτινοβολία και τη χημειοθεραπεία. Η επίπτωση των δυσκολιών κατάποσης και της απόφραξης της τροφής μπορεί να είναι έως και 50% και να οδηγήσει σε υποθρεψία, εάν δεν αντιμετωπιστεί. Οι περισσότερες δυσκολίες στην κατάποση εντοπίζονται μετά το εξιτήριο από το νοσοκομείο. Μπορούν να εμφανιστούν προσπαθώντας να κανείς να φάει υπερβολικά γρήγορα, χωρίς να μασήσει καλά. Μπορούν επίσης να συμβούν μετά ένα τραύμα στον ανώτερο οισοφάγο, καταπίνοντας ένα αιχμηρό κομμάτι τροφής ή πίνοντας πολύ καυτά υγρά. Αυτά μπορούν να προκαλέσουν οίδημα το οποίο μπορεί να διαρκέσει μια δυο μέρες (Περιγράφω τις προσωπικές μου εμπειρίες με τη σίτιση στο βιβλίο μου «MyVoice» στο Κεφάλαιο 20 με τίτλο Eating).

Τα προβλήματα στην κατάποση (δυσφαγία) είναι συχνά μετά την ολική λαρυγγεκτομή. Τα προβλήματα μπορεί να είναι προσωρινά ή μακροχρόνια. Οι κίνδυνοι που απορρέουν από τα προβλήματα κατάποσης περιλαμβάνουν πτωχή κατάσταση θρέψης, περιορισμούς στις κοινωνικές περιστάσεις και ελαττωμένη ποιότητα ζωής.

Οι ασθενείς βιώνουν δυσκολίες στην κατάποση ως αποτέλεσμα:

- Ανώμαλης λειτουργίας των φαρυγγικών μυών (δυσκινησία)
- Κρικοφαρυγγικής δυσλειτουργίας (δυσλειτουργία κρικοειδούς χόνδρου και φάρυγγα)
- Μειωμένης ισχύος των κινήσεων της βάσης της γλώσσας
- Ανάπτυξης μιας μεμβρανώδους βλεννογονικής πτυχής ή ουλώδους ιστού στη βάση της γλώσσας που ονομάζεται «ψευδοεπιγλωττίδα» Η τροφή μπορεί να συγκεντρώνεται ανάμεσα στην ψευδοεπιγλωττίδα και τη βάση της γλώσσας
- Δυσκολίας στις κινήσεις της γλώσσας, τη μάσηση και την προώθηση της τροφής στο φάρυγγα, εξαιτίας της αφαίρεσης του υοειδούς οστού και άλλων δομικών αλλαγών
-
- Στένωσης εντός του φάρυγγα ή του οισοφάγου, η οποία μπορεί να ελαττώσει τη δίοδο της τροφής, οδηγώντας στην άθροισή της

- Ανάπτυξης ενός θυλάκου (εκκολπώματος) στο φαρυγγοοισοφαγικό τοίχωμα, στον οποίο μπορεί να αθροίζονται υγρά και τροφή, με αποτέλεσμα ο ασθενής να αισθάνεται «κολλημένη» την τροφή στον ανώτερο οισοφάγο

Συνήθως δεν επιτρέπεται στους λαρυγγεκτομηθέντες να καταπιούν φαγητό αμέσως μετά τη χειρουργική επέμβαση και πρέπει να σιτίζονται μέσω ενός σωλήνα σίτισης για δύο με τρεις εβδομάδες. Ο σωλήνας εισάγεται στο στόμαχο μέσω της μύτης, του στόματος ή του ΤΟΣ και η σίτιση χορηγείται με ρευστές τροφές από αυτόν. Ωστόσο, αυτή η πρακτική αλλάζει σιγά σιγά. Υπάρχουν αυξανόμενα δεδομένα πως σε τυπικές χειρουργικές επεμβάσεις, η από του στόματος πρόσληψη διαυγών υγρών μπορεί να αρχίσει ακόμη και 24 ώρες μετά τη χειρουργική επέμβαση. Αυτό μπορεί επίσης να βοηθήσει με την κατάποση καθώς οι εμπλεκόμενοι μύες θα συνεχίσουν να χρησιμοποιούνται.

Η κατάποση μπορεί να είναι δύσκολη για μία ή δύο μέρες, μετά ένα επεισόδιο απόφραξης τροφής στον ανώτερο οισοφάγο. Αυτό συμβαίνει, πιθανότατα, εξαιτίας του τοπικού οιδήματος στο φάρυγγα και φυσιολογικά θα εξαφανιστεί με την πάροδο του χρόνου.

Οι τρόποι για να αποφεύγονται τέτοια επεισόδια περιλαμβάνουν τα εξής:

- Να τρώει κανείς αργά και υπομονετικά
- Να σχηματίζονται μικρές μπουκιές φαγητού και να μασώνται πολύ καλά
- Να καταπίνεται μια μικρή ποσότητα φαγητού κάθε φορά και πάντα να αναμιγνύεται με κάποιο υγρό στο στόμα πριν την κατάποση. Τα ζεστά υγρά κάνουν την κατάποση ευκολότερη.
- Να ξεπλένεται η τροφή με περισσότερα υγρά για όσο απαιτείται (τα ζεστά υγρά μπορεί να έχουν καλύτερο αποτέλεσμα για κάποιους ασθενείς στην έκπλυση της τροφής)
- Να αποφεύγονται τροφές που είναι κολλώδεις ή σκληρές για τη μάσηση. Χρειάζεται κανείς να αναζητήσει ποιό φαγητό είναι για τον ίδιο ευκολότερο να καταναλωθεί. Κάποιες τροφές είναι εύκολες στην κατάποση (π.χ. φρυγανισμένο ή ξερό ψωμί, γιαούρτι και μπανάνες) και άλλες τείνουν να προσκολλώνται (π.χ. μήλα με τη φλούδα, μαρούλι και άλλα φυλλώδη λαχανικά και μπριζόλα).

Τα προβλήματα στην κατάποση μπορούν να βελτιωθούν με την πάροδο του χρόνου. Ωστόσο, εάν η στένωση του οισοφάγου είναι μόνιμη, μπορεί να χρειαστεί διάτασή του. Η έκταση της στένωση μπορεί να αξιολογηθεί με μια δοκιμασία κατάποσης. Η διαστολή συνήθως γίνεται από έναν ωτορινολαρυγγολόγο ή ένα γαστρεντερολόγο (Βλ. **Διαστολή οισοφάγου**, σελ. 80).

Εξετάσεις για την αξιολόγηση των δυσκολιών στην κατάποση

Υπάρχουν πέντε κύριες εξετάσεις που μπορούν να χρησιμοποιηθούν για την αξιολόγηση των δυσκολιών κατάποσης:

- Η ακτινογραφία με κατάποση βαρίου
- Η βιντεοακτινοσκόπηση (μελέτη κίνησης με ακτίνες-Χ)
- Η αξιολόγηση κατάποσης με ενδοσκόπηση του ανώτερου πεπτικού συστήματος
- Η ρινοφαρυγγική λαρυγγοσκόπηση με ινοπτικό ενδοσκόπιο
- Η μανομετρία οισοφάγου (μετρά τις συστολές των μυών του οισοφάγου)

Η κάθε εξέταση επιλέγεται ανάλογα με την κλινική κατάσταση.

Η **βιντεοακτινοσκόπηση** είναι συνήθως η πρώτη εξέταση που γίνεται στους περισσότερους ασθενείς και καταγράφει την κατάποση κατά τη διάρκεια ακτινοσκόπησης. Επιτρέπει την ακριβή απεικόνιση και μελέτη της ακολουθίας των γεγονότων που συνθέτουν την κατάποση. Περιορίζεται στο τραχηλικό τμήμα του οισοφάγου. Το βίντεο, που λαμβάνεται τόσο από εμπρός όσο και από το πλάι, μπορεί να προβληθεί σε πολύ χαμηλότερες ταχύτητες ώστε να επιτραπεί η ακριβής μελέτη. Αυτό βοηθά να αναγνωριστεί η ανώμαλη κίνηση της τροφής, όπως εισρόφηση, η λίμναση τροφής, η κίνηση των ανατομικών δομών, η δραστηριότητα των μυών και οι ακριβείς χρόνοι στοματικής και φαρυγγικής διόδου της τροφής. Μπορούν να ελεγχθούν οι επιδράσεις των διάφορων συστάσεων και θέσεων του βαρίου. Σε ασθενείς που παραπονούνται για δυσφαγία στις στερεές τροφές, μπορούν να χρησιμοποιηθούν βλωμοί πηκτών ή συμπαγών τροφών.

Στένωση οισοφάγου και προβλήματα στην κατάποση

Η στένωση του οισοφάγου είναι μια μείωση του εύρους του, η οποία εμποδίζει ή αναστέλλει την εύκολη δίοδο της τροφής, οδηγώντας τον οισοφάγο στο να αποκτήσει διαμόρφωση δίκην κλεψύδρας.

Οι στενώσεις μετά τη λαρυγγεκτομή μπορεί να οφείλονται σε επιδράσεις της ακτινοβολίας και τη σφικτή συρραφή της χειρουργικής σύγκλεισης, ενώ μπορούν να αναπτυχθούν και βαθμιαία καθώς σχηματίζονται οι μετεγχειρητικές ουλές.

Οι παρεμβάσεις που μπορούν να βοηθήσουν τον ασθενή περιλαμβάνουν:

- Αλλαγές στη δίαιτα και τη στάση του σώματος
- Μυοτομή (διατομή του μυός)
- Διαστολή (Βλ. παρακάτω)

Ο ελεύθερος κρημνός που κάποιες φορές χρησιμοποιείται για να αντικαταστήσει το λάρυγγα, δεν έχει περισταλτισμό, κάνοντας την κατάποση ακόμη πιο δύσκολη. Σε τέτοιες περιπτώσεις, μετά τη χειρουργική επέμβαση η τροφή κατέρχεται προς το στόμαχο κυρίως με τη βαρύτητα. Ο χρόνος μέχρι η τροφή να φτάσει το στόμαχο ποικίλλει μεταξύ των ασθενών, κυμαινόμενη μεταξύ 5 και 10 δευτερολέπτων.

Είναι βοηθητικό να μασά κανείς καλά την τροφή και να την αναμιγνύει με υγρά στο στόμα, πριν την κατάποση. Βοηθά επίσης να καταπίνει μόνο μικρές ποσότητες φαγητού κάθε φορά και να περιμένει να κατέλθουν. Η πόση υγρών ανάμεσα στην κατανάλωση τροφών βοηθά στην έκπλυση των τροφών προς τα κάτω. Η σίτιση διαρκεί περισσότερο και χρειάζεται κανείς να μάθει να είναι υπομονετικός και να παίρνει όλο το χρόνο που χρειάζεται, ώστε να ολοκληρώσει το γεύμα του.

Το οίδημα, αμέσως μετά τη χειρουργική επέμβαση, τείνει να ελαττώνεται με την πάροδο του χρόνου, γεγονός που μειώνει τη στένωση του οισοφάγου και τελικά κάνει ευκολότερη την κατάποση. Αυτό είναι καλό κανείς να το θυμάται, διότι υπάρχει πάντα η ελπίδα πως η κατάποση θα βελτιωθεί, εντός των πρώτων λίγων μηνών μετά τη χειρουργική επέμβαση. Ωστόσο, εάν δε συμβεί κάτι τέτοιο, η μόνη θεραπευτική επιλογή είναι η διαστολή του οισοφάγου.

Διαστολή οισοφάγου

Η στένωση του οισοφάγου είναι μια πολύ κοινή συνέπεια της λαρυγγεκτομής. Η διαστολή του στενού οισοφάγου είναι συχνά απαραίτητη, ώστε αυτός να ξανανοίξει. Η διαδικασία συνήθως χρειάζεται να επαναληφθεί και η συχνότητά της ποικίλλει μεταξύ των ασθενών. Σε κάποιους ασθενείς αυτό είναι μια δια βίου ανάγκη και σε άλλους ο οισοφάγος μπορεί να παραμείνει ανοικτός μετά έναν αριθμό διαστολών. Η διαδικασία απαιτεί καταστολή ή γενική αναισθησία διότι είναι επώδυνη. Μια σειρά διαστολέων με προοδευτικά μεγαλύτερη διάμετρο εισάγονται στον οισοφάγο για να τον διατείνουν αργά. Παρόλο που η διαδικασία αυτή διασπά την ίνωση, η πάθηση μπορεί να επιστρέψει μετά από λίγο καιρό.

Κάποιες φορές για αν διαταθεί μια τοπική στένωση, χρησιμοποιείται ένα μπαλόνι αντί για ένα μακρύ διαστολέα. Μια άλλη μέθοδος που μπορεί να βοηθήσει, είναι η χρήση τοπικών ενέσιμων κορτικοστεροειδών στον οισοφάγο. Παρόλο που η διαστολή γίνεται από έναν ωτορινολαρυγγολόγο ή ένα γαστρεντερολόγο, σε κάποιες περιπτώσεις μπορεί να επιτευχθεί από τον ασθενή στο σπίτι. Σε δύσκολα περιστατικά, η χειρουργική επέμβαση μπορεί να είναι απαραίτητη για την αφαίρεση της στένωσης ή την αντικατάσταση του στενωτικού τμήματος με μόσχευμα.

Επειδή η διαστολή διασπά την ίνωση, ο πόνος που παράγεται από τη διαδικασία μπορεί να διαρκέσει για κάποιο καιρό. Η λήψη αναλγητικών μπορεί να διευκολύνει τη δυσφορία (Βλ. **Διαχείριση πόνου**, σελ. 83)

Χρήση Botox®

Το Botox® είναι ένα μια φαρμακολογική παρασκευή της τοξίνης Α που παράγεται από το Clostridiumbotulinum, ένα αναερόβιο βακτήριο που προκαλεί την αλλαντίαση (βοτουλισμό), μια νόσο μυϊκής παράλυσης. Η βοτουλινική τοξίνη προκαλεί μερική παράλυση των μυών, δρώντας στις προσυναπτικές χολινεργικές τους ίνες, μέσω της αναστολής της απελευθέρωσης ακετυλοχολίνης στη νευροφυτική σύναψη. Σε μικρές ποσότητες, μπορεί να χρησιμοποιηθεί για να παραλύσει προσωρινά μύες, για τρεις με τέσσερις μήνες. Χρησιμοποιείται για να ελέγξει τους μυϊκούς σπασμούς, το υπέρμετρο βλεφάρισμα και για αισθητική αντιμετώπιση των ρυτίδων. Σποραδικές ανεπιθύμητες ενέργειες είναι η γενικευμένη μυϊκή αδυναμία και σπάνια ακόμη και θάνατος. Η ένεση Botox® έχει εξελιχθεί σε θεραπεία εκλογής για επιλεγμένους ασθενείς, για τη βελτίωση της κατάποσής τους και την τραχειοοισοφαγική ομιλία τους, μετά τη λαρυγγεκτομή. Για τους λαρυγγεκτομηθέντες, οι ενέσεις Botox® έχουν χρησιμοποιηθεί για να ελαττώσουν την υπερτονικότητα και το σπασμό του δονούμενο τμήματος, έχοντας ως αποτέλεσμα μια οισοφαγική ή τραχειοοισοφαγική φωνή,η οποία απαιτεί λιγότερη προσπάθεια για να παραχθεί. Ωστόσο, το Botox® είναι αποτελεσματικό μόνο για τους υπερδραστήριους μύες και μπορεί να απαιτούνται εγχύσεις σχετικά μεγάλων δόσεων σε σπαστικούς μύες. Μπορεί επίσης να χρησιμοποιηθεί για τη χαλάρωση της μυϊκής δυσκαμψίας στην κάτω γνάθο, όταν κάποιος αντιμετωπίζει δυσκολίες στην κατάποση. Δεν μπορεί να βοηθήσει σε καταστάσεις που δεν οφείλονται σε μυϊκό σπασμό, όπως τα οισοφαγικά εκκολπώματα, οι στενώσεις λόγω μετακτινικής ίνωσης και οι μετεγχειρητικές στενώσεις και ουλές.

Η υπερτονικότητα των σφιγκτήρων μυών ή φαρυγγοοισοφαγικός (ΦΟΣ) σπασμόςείναι ένα συχνό αίτιο αποτυχίας της τραχειοοισοφαγικής ομιλίας, μετά τη λαρυγγεκτομή. Η υπερτονικότητα των φαρυγγικών σφιγκτήρων μπορεί να αυξάνει την μέγιστη ενδοοισοφαγική πίεση κατά την ομιλία, παρεμβαίνοντας έτσι στην ευχερή ομιλία. Μπορεί επίσης να διαταράσσει την κατάποση, παρεμβαίνοντας στη φαρυγγική δίοδο της τροφής και των υγρών.

Η ένεση Botox® μπορεί να διενεργηθεί από ωτορινολαρυγγολόγους στο ιατρείο. Η ένεση μπορεί να γίνει διαδερμικά ή μέσω ενός οισοφαγοσκοπίου. Η διαδερμική ένεση εντός των φαρυγγικών σφιγκτήρων, κατά μήκος της μίας πλευράς του νεοσχηματισμένου φάρυγγα (νεοφάρυγγα), γίνεται ακριβώς επάνω και πλάγια της τραχειοστομίας.

Μια ένεση μέσω ενός οισοφαγοσκοπίου μπορεί να διενεργηθεί, οποτεδήποτε μια διαδερμική ένεση δεν είναι εφικτή. Αυτή η μέθοδος χρησιμοποιείται σε ασθενείς με σοβαρή μετακτινική ίνωση, διαταραχή της ανατομίας του τραχήλου και άγχος ή αδυναμία να γίνει ανεκτή μια διαδερμική ένεση. Αυτή η μέθοδος επιτρέπει την άμεση επισκόπηση και τη μεγαλύτερη ακρίβεια. Η ένεση στο ΦΟΣ τμήμα συχνά γίνεται από ένα γαστρεντερολόγο και ακολουθείται από διάχυση με ήπια μάλαξη μέσω μπαλονιού, ώστε να διευκολυνθεί η ομοιόμορφη κατανομή του Botox®.

Φαρυγγοδερματικό συρίγγιο

Το φαρυγγοδερματικό συρίγγιο είναι μια ανώμαληεπικοινωνία ανάμεσα στο φαρυγγικό βλεννογόνο και το δέρμα. Τυπικά, αναπτύσσεται μια διαρροή σιέλου από τη φαρυγγική περιοχή στο δέρμα, υποδεικνύοντας μια διάσπαση της χειρουργικής γραμμής συρραφής του φάρυγγα. Είναι η πιο κοινή επιπλοκή μετά τη λαρυγγεκτομή και συνήθως εμφανίζεται επτά με δέκα ημέρες μετά την επέμβαση. Η προηγηθείσα ακτινοβολία είναι παράγοντας κινδύνου. Η από του στόματος σίτιση αναστέλλεται, μέχρι το συρίγγιο να επουλωθεί από μόνο του ή να διορθωθεί χειρουργικά.

Η σύγκλειση του συριγγίου μπορεί να επιβεβαιωθεί με μια «δοκιμασία χρωστικής» (όπως η κατάποση μπλε του μεθυλενίου το οποίο εμφανίζεται στο δέρμα εάν το συρίγγιο είναι βατό) ή/και με ακτινογραφικές μελέτες με σκιαστικό μέσο.

Όσφρηση μετά τη λαρυγγεκτομή

Οι λαρυγγεκτομηθέντες μπορούν να αντιμετωπίσουν δυσκολίες με την αίσθηση της όσφρησής τους. Αυτό συμβαίνει, παρά το γεγονός πως μια τυπική χειρουργική επέμβαση λαρυγγεκτομής δεν επηρεάζει τα νεύρα που σχετίζονται με την αίσθηση της όσφρησης και αυτή παραμένει ακέραια. Αυτό που έχει αλλάξει, ωστόσο, είναι το μονοπάτι της ροής του αέρα κατά τη διάρκεια της αναπνοής. Πριν από τη λαρυγγεκτομή, ο αέρας ρέει στους πνεύμονες μέσω της μύτης και του στόματος. Αυτή η κίνηση του αέρα μέσω της μύτης επιτρέπει στις μυρωδιές και τα αρώματα να ανιχνεύονται, καθώς έρχονται σε επαφή με τις νευρικές απολήξεις στη μύτη, οι οποίες είναι υπεύθυνες για την αίσθηση της όσφρησης.

Μετά τη λαρυγγεκτομή, ωστόσο, δεν υπάρχει πια μια ενεργός ροή αέρα δια της μύτης. Αυτό μπορεί να γίνει αντιληπτό ως απώλεια όσφρησης. Η «τεχνική του ευγενικού χασμουρητού» μπορεί να βοηθήσει τους λαρυγγεκτομηθέντες, στο να ανακτήσουν την ικανότητά τους να μυρίζουν. Αυτή η μέθοδος είναι γνωστή ως «τεχνική του ευγενικού χασμουρητού» επειδή οι κινήσεις που εμπλέκονται είναι όμοιες με εκείνες που χρησιμοποιούνται όταν κάποιος προσπαθεί να χασμουρηθεί με κλειστό στόμα. Μια γρήγορη, προς τα κάτω κίνηση της κάτω γνάθου και της γλώσσας, με κλειστά τα χείλη, θα δημιουργήσει μια ήπια αρνητική πίεση, τραβώντας αέρα εντός των ρινικών θαλάμων και θα ενεργοποιήσει την ανίχνευση κάποιας μυρωδιάς, μέσω της νέας ροής αέρα. Με εξάσκηση, είναι δυνατό να επιτευχθεί η ίδια αρνητική πίεση, χρησιμοποιώντας πιο ήπιες (αλλά αποτελεσματικές) κινήσεις της γλώσσας.

ΚΕΦΑΛΑΙΟ 12:

Ιατρικά ζητήματα μετά την ακτινοθεραπεία και τη χειρουργική επέμβαση: διαχείριση πόνου, εξάπλωση καρκίνου, υποθυρεοειδισμός και πρόληψη ιατρικών λαθών

Σε αυτό το τμήμα περιγράφεται μια ποικιλία ιατρικών ζητημάτων που επηρεάζουν τους λαρυγγεκτομηθέντες.

Η **Υπέρταση** συζητείται στη σελίδα 27 και το **Λεμφοίδημα** στη σελίδα 33.

Διαχείριση πόνου

Πολλοί ασθενείς με καρκίνο αλλά και επιζήσαντες παραπονιούνται για πόνο. Ο πόνος ίσως είναι ένα από τα κύρια συμπτώματα του καρκίνου και μπορεί ακόμη να οδηγήσει και στη διάγνωσή του. Ως εκ τούτου, δε θα πρέπει να αγνοείται και θα πρέπει να αποτελεί σημάδι για αναζήτηση ιατρικής συμβουλής και φροντίδας. Ο πόνος που σχετίζεται με τον καρκίνο μπορεί να ποικίλει σε ένταση και ποιότητα. Μπορεί να είναι συνεχής, διαλείπων, ήπιος, μέτριος ή σοβαρός. Μπορεί επίσης να είναι συσφιγκτικός, αμβλύς ή οξύς.

Ο πόνος μπορεί να προκαλείται από ένα όγκο που πιέζει ή διηθεί και καταστρέφει του γειτονικούς ιστούς. Καθώς ο όγκος αυξάνεται σε μέγεθος, μπορεί να προκαλέσει πόνο πιέζοντας γειτονικά νεύρα, οστά ή άλλες δομές. Ο καρκίνος κεφαλής και τραχήλου μπορεί επίσης να διαβρώσει το βλεννογόνο και να τον εκθέσει σε σάλιο και βακτήρια από τη στοματική κοιλότητα. Ο καρκίνος που έχει εξαπλωθεί ή υποτροπιάσει είναι ακόμη πιθανότερο να προκαλέσει πόνο.

Ο πόνος μπορεί να είναι επίσης αποτέλεσμα των θεραπειών για τον καρκίνο. Η χημειοθεραπεία, η ακτινοθεραπεία και οι χειρουργικές επεμβάσεις είναι όλες δυνητικές πηγές πόνου. Η χημειοθεραπεία μπορεί να προκαλέσει διάρροια, στοματικά έλκη και βλάβες νεύρων. Η ακτινοθεραπεία της κεφαλής και του τραχήλου μπορεί να προκαλέσει επώδυνη ή καυστική αίσθηση στο δέρμα και το στόμα, μυϊκή δυσκαμψία και νευρική βλάβη. Η χειρουργική επέμβαση μπορεί να είναι επώδυνη και να εγκαταλείψει δυσμορφίες ή/και ουλές που παίρνουν χρόνο για να βελτιωθούν.

Ο πόνος του καρκίνου μπορεί να αντιμετωπιστεί με διάφορες μεθόδους. Η εξάλειψη της πηγής του πόνου μέσω ακτινοθεραπείας, χημειοθεραπείας ή χειρουργικής επέμβασης είναι η καλύτερη, εάν είναι εφικτή. Ωστόσο, εάν κάτι τέτοιο δεν είναι δυνατόν, άλλες θεραπείες περιλαμβάνουν από του στόματος φαρμακευτική αγωγή, αποκλεισμό νεύρων, βελονισμό, μασάζ, φυσικοθεραπεία, διαλογισμό, χαλάρωση ή ακόμη και χιούμορ. Οι ειδικοί στη διαχείριση του πόνου μπορούν να προσφέρουν αυτές τις θεραπείες.

Η φαρμακευτική αγωγή για τον πόνο μπορεί να χορηγηθεί σε απλά δισκία, διασπειρόμενα δισκία, ενδοφλέβια, ενδομυϊκά, διορθικά ή μέσω ενός δερματικού επιθέματος. Τα φάρμακα περιλαμβάνουν: αναλγητικά (π.χ. ασπιρίνη, ακεταμινοφαίνη), μη στεροειδή αντιφλεγμονώδη φάρμακα (π.χ. ιβουπροφένη), ασθενή (π.χ. κωδεΐνη) και ισχυρά οπιοειδή (π.χ. μορφίνη, οξυκωδόνη, υδρομορφίνη, φεντανύλη, μεθαδόνη).

Κάποιοι ασθενείς δε λαμβάνουν επαρκή θεραπεία για τον πόνο που οφείλεται στον καρκίνο. Οι λόγοι γι' αυτό περιλαμβάνουν τη διστακτικότητα των ιατρών να ρωτήσουν για τον πόνο ή να προτείνουν θεραπεία, τη διστακτικότητα των ασθενών να μιλήσουν για τον πόνο τους, το φόβο του εθισμού στα φάρμακα και το φόβο των ανεπιθύμητων ενεργειών.

Η αντιμετώπιση του πόνου μπορεί να αυξήσει την ποιότητα ζωής του ασθενούς αλλά και να ελαφρύνει το φόρτο των παρόχων υγείας. Οι ασθενείς θα πρέπει να ενθαρρύνονται να μιλήσουν στους θεράποντες ιατρούς και τους υπόλοιπους παρόχους υγείας τους, σχετικά με τον πόνο και αναζητήσουν θεραπεία. Η αξιολόγηση από έναν ειδικό στη διαχείριση του πόνου μπορεί να είναι βοηθητική. Όλα τα μεγάλα αντικαρκινικά κέντρα έχουν προγράμματα διαχείρισης πόνου.

Συμπτώματα και σημεία υποτροπής ή νέου καρκίνου κεφαλής και τραχήλου

Οι περισσότεροι ασθενείς με καρκίνο κεφαλής και τραχήλου λαμβάνουν φαρμακευτική και χειρουργική θεραπεία που αφαιρεί και εξαλείφει τον καρκίνο. Ωστόσο, υπάρχει πάντα η πιθανότητα αυτός να υποτροπιάσει. Απαιτείται εγρήγορση για την ανίχνευση της υποτροπής ή πιθανών νέων όγκων. Είναι, επομένως, πολύ σημαντικό να γνωρίζει κάποιος τα σημεία του λαρυγγικού ή άλλων τύπων καρκίνου κεφαλής και τραχήλου, ώστε να ανιχνεύονται σε πρώιμο στάδιο.

Τα σημεία και συμπτώματα του καρκίνου κεφαλής και τραχήλου περιλαμβάνουν:

- Αιματηρά πτύελα
- Αιμορραγία από τη μύτη, το φάρυγγα ή το στόμα
- Διογκώσεις εσωτερικά ή εξωτερικά στον τράχηλο
- Διογκώσεις ή λευκές, ερυθρές ή σκουρόχρωμες πλάκες εντός του στόματος
- Δυσκολία στην αναπνοή ή αναπνοή με μη φυσιολογικό ήχο
- Χρόνιο βήχα
- Μεταβολές στη φωνή (περιλαμβανομένου του βράγχους)
- Πόνο ή διόγκωση στον τράχηλο
- Δυσκολία στη μάσηση, την κατάποση ή την κίνηση της γλώσσας
- Πάχυνση των παρειών
- Πόνο γύρω από τα δόντια ή χαλάρωση των δοντιών
- Ένα έλκος στο στόμα που δεν επουλώνεται ή αυξάνεται σε μέγεθος
- Μούδιασμα στη γλώσσα ή αλλού στο στόμα
- Επίμονος πόνος στο στόμα, το φάρυγγα ή το αυτί
- Δύσοσμη αναπνοή
- Απώλεια βάρους

Ασθενείς με αυτά τα συμπτώματα θα πρέπει να εξετάζονται από τους ωτορινολαρυγγολόγους τους το συντομότερο δυνατόν.

Εξάπλωση καρκίνου κεφαλής και τραχήλου

Ο λαρυγγικός καρκίνος, όπως και οι άλλοι καρκίνοι κεφαλής και τραχήλου, μπορεί να εξαπλωθεί στους πνεύμονες και το ήπαρ. Ο κίνδυνος εξάπλωσης είναι υψηλότερος σε μεγάλους όγκους και σε όγκους που αναγνωρίστηκαν αργά. Ο μεγαλύτερος κίνδυνος εξάπλωσης είναι στα πρώτα πέντε έτη και ειδικά στα πρώτα δύο έτη, μετά την εμφάνιση του καρκίνου. Εάν οι τοπικοί λεμφαδένες δεν αποκαλύπτουν καρκίνο, ο κίνδυνος είναι χαμηλότερος.

Ασθενείς που είχαν καρκίνο κάποια στιγμή, μπορεί να είναι πιθανότερο να αναπτύξουν άλλον τύπο κακοήθειας, ο οποίος να μη σχετίζεται με τον καρκίνο κεφαλής και τραχήλου. Καθώς οι άνθρωποι μεγαλώνουν, συχνά αναπτύσσουν άλλα ιατρικά προβλήματα που απαιτούν φροντίδα, για παράδειγμα, υπέρταση και διαβήτη. Επομένως, είναι επιτακτικό να λαμβάνουν επαρκή θρέψη, να φροντίζουν την υγιεινή των δοντιών τους (Βλ. **Οδοντιατρικά ζητήματα**, σελ. 94), τη σωματική και ψυχική υγεία, να λαμβάνουν καλή ιατρική φροντίδα και να εξετάζονται σε τακτική βάση (Βλ. **Παρακολούθηση από οικογενειακό ιατρό, παθολόγο και άλλες ειδικότητες**, σελ. 90). Φυσικά οι επιζήσαντες από καρκίνο κεφαλής και τραχήλου, όπως όλοι οι άλλοι, χρειάζεται να παρακολουθούνται για όλους τους τύπους καρκίνου. Αυτοί είναι σχετικά εύκολο να διαγνωσθούν με την τακτική εξέταση και περιλαμβάνουν καρκίνο μαστού, τραχήλου μήτρας, προστάτη, παχέος εντέρου και δέρματος.

Χαμηλά επίπεδα θυρεοειδικών ορμονών (υποθυρεοειδισμός) και η αντιμετώπισή τους

Οι περισσότεροι λαρυγγεκτομηθέντες αναπτύσσουν χαμηλά επίπεδα ορμονών θυρεοειδούς (υποθυρεοειδισμός). Αυτό οφείλεται στις επιδράσεις της ακτινοβολίας και την αφαίρεση τμήματος ή ολόκληρου του θυρεοειδούς αδένα κατά τη διάρκεια της λαρυγγεκτομής.

Τα συμπτώματα υποθυρεοειδισμού ποικίλλουν. Κάποιοι ασθενείς δεν έχουν καθόλου συμπτώματα ενώ άλλοι έχουν δραματικά ή σπανίως απειλητικά για τη ζωή, συμπτώματα. Τα συμπτώματα του υποθυρεοειδισμού είναι μη ειδικά και μιμούνται πολλές φυσιολογικές μεταβολές του γήρατος.

Γενικά συμπτώματα – Η θυρεοειδική ορμόνη διεγείρει το μεταβολισμό του σώματος. Τα περισσότερα συμπτώματα του υποθυρεοειδισμού συμβαίνουν λόγω της επιβράδυνσης των μεταβολικών διεργασιών. Τα συστηματικά συμπτώματα περιλαμβάνουν κόπωση, νωθρότητα, αύξηση σωματικού βάρους και δυσανεξία στο κρύο.

Δέρμα – Ελαττωμένη εφίδρωση, ξηρό και παχύ δέρμα, σκληρά ή λεπτά μαλλιά, εξαφάνιση των φρυδιών και εύθρυπτα νύχια.

Οφθαλμοί – Ήπιο οίδημα γύρω από τα μάτια

Καρδιαγγειακό σύστημα – Επιβράδυνση του καρδιακού ρυθμού και εξασθένηση των συστολών, ελαττώνοντας τη συνολική λειτουργία της καρδιάς. Αυτό μπορεί να προκαλέσει κόπωση και δύσπνοια κατά την άσκηση. Ο υποθυρεοειδισμός μπορεί επίσης να προκαλέσει ήπια υπέρταση και να αυξήσει τα επίπεδα της χοληστερόλης.

Αναπνευστικό σύστημα – Οι αναπνευστικοί μύες μπορεί να εξασθενήσουν και η λειτουργία των πνευμόνων να μειωθεί. Τα συμπτώματα περιλαμβάνουν κόπωση, δύσπνοια κατά την άσκηση και μειωμένη ικανότητα για γυμναστική. Ο υποθυρεοειδισμός μπορεί να οδηγήσει σε οίδημα της γλώσσας, βράγχος φωνής και υπνική άπνοια (όχι στους λαρυγγεκτομηθέντες).

Γαστρεντερικό σύστημα – Επιβράδυνση της λειτουργίας της πεπτικής οδού προκαλώντας δυσκοιλιότητα.

Αναπαραγωγικό σύστημα – Ακανόνιστη έμμηνος ρύση, κυμαινόμενη από απούσα ή σποραδική εμφάνιση κύκλων περιόδου έως πολύ συχνή και βαριά περίοδο

Η ανεπάρκεια θυρεοειδούς μπορεί να διορθωθεί λαμβάνοντας συνθετική θυρεοειδική ορμόνη (Θυροξίνη). Αυτό το φάρμακο θα πρέπει να λαμβάνεται με άδειο στομάχι, με ένα γεμάτο ποτήρι νερό περίπου 30 λεπτά πριν από γεύμα, κατά προτίμηση πριν από το πρωινό ή παρόμοια ώρα της ημέρας. Αυτό συμβαίνει καθώς οι τροφές με υψηλή περιεκτικότητα σε λιπαρά (π.χ. αυγά, μπέικον, φρυγανιές, πατάτες τηγανιτές και γάλα) μπορούν να ελαττώσουν την απορρόφηση της θυροξίνης κατά 40%.

Είναι διαθέσιμες αρκετές μορφές της συνθετικής θυροξίνης, υπάρχει όμως αρκετή αντιπαράθεση για τον εάν έχουν όμοια αποτελεσματικότητα. Το 2004 ο FDA ενέκρινε ένα γενόσημο υποκατάστατο για τα προϊόντα της πρωτότυπης λεβοθυροξίνης. Η Αμερικανική Εταιρεία Θυρεοειδούς, η Εταιρεία Ενδοκρινών και η Αμερικανική Εταιρεία Κλινικών Ενδοκρινολόγων εξέφρασαν ενστάσεις σε αυτή την απόφαση, συστήνοντας στους ασθενείς τους να παραμείνουν στην ίδια μάρκα. Εάν οι ασθενείς έπρεπε να αλλάξουν μάρκα ή να χρησιμοποιήσουν ένα γενόσημο υποκατάστατο, η θυρεοειδοτρόπος ορμόνη (TSH) θα έπρεπε να ελεγχθεί έξι εβδομάδες αργότερα.

Επειδή μπορεί να υπάρχουν μικρές διαφορές μεταξύ των συνθετικών παρασκευών θυροξίνης, είναι καλύτερο να παραμένει κανείς σε ένα σκεύασμα, εάν αυτό είναι δυνατόν. Εάν το σκεύασμα πρέπει να αλλαχθεί, θα πρέπει να γίνει έλεγχος παρακολούθησης των επιπέδων της TSH και κάποιες φορές της ελεύθερης θυροξίνης (fT4) στο αίμα, για να καθοριστεί εάν είναι αναγκαία μια προσαρμογή της δόσης.

Μετά την έναρξη της θεραπείας, ο ασθενής θα πρέπει να αξιολογείται εκ νέου και θα πρέπει να μετρώνται τα επίπεδα της TSH στο αίμα, μετά τρεις με έξι εβδομάδες και, εάν χρειάζεται, να προσαρμόζεται η δόση. Τα συμπτώματα του υποθυρεοειδισμού γενικά ξεκινούν να λύνονται, μετά τις δύο με τρεις εβδομάδες θεραπείας υποκατάστασης και μπορεί να χρειαστούν τουλάχιστον έξι εβδομάδες για να εξαφανιστούν.

Η δόση της θυροξίνης μπορεί να αυξηθεί, μετά τρεις εβδομάδες, σε εκείνους που συνεχίζουν να έχουν συμπτώματα και διατηρούν μια υψηλή συγκέντρωση TSH στο αίμα. Χρειάζονται περίπου έξι εβδομάδες μέχρι να επιτευχθεί μια σταθερή ορμονική κατάσταση, μετά την έναρξη της θεραπείας ή την αλλαγή της δοσολογίας.

Αυτή η διαδικασία της αύξησης της δόσης της ορμόνης κάθε τρεις με έξι εβδομάδες συνεχίζεται, με βάση τις περιοδικές μετρήσεις TSH, μέχρι αυτή να επιστρέψει στο φυσιολογικό (από περίπου 0,5 έως 5.0mU/L). Μόλις επιτευχθεί κάτι τέτοιο, χρειάζεται περιοδικός έλεγχος.

Μετά την αναγνώριση της κατάλληλης δόσης συντήρησης, ο ασθενής θα πρέπει να εξετάζεται και να μετριέται η TSH του ετησίως (ή συχνότερα εάν υπάρχει ένα παθολογικό αποτέλεσμα ή μια μεταβολή της κατάστασής του). Μπορεί να απαιτείται προσαρμογή της δόσης, καθώς οι ασθενείς γερνούν ή μεταβάλλεται το βάρος τους.

Πρόληψη ιατρικών και χειρουργικών λαθών

Τα ιατρικά και χειρουργικά λάθη είναι πολύ κοινά. Αυξάνουν τις μηνύσεις για ιατρική αμέλεια, το κόστος της ιατρικής φροντίδας, τις ημέρες νοσηλείας του ασθενούς, τη νοσηρότητα και τη θνησιμότητα.

Ένα κείμενο που περιγράφει την προσωπική μου εμπειρία αντιμετωπίζοντας ιατρικά και χειρουργικά λάθη, κατά τη φροντίδα μου, δημοσιεύτηκε στη σελίδα Disabled-World.com (http://www.disabled-world.com/disability/publications/neck-cancer-patient.php).

Ο καλύτερος τρόπος για την πρόληψη λαθών είναι ο ασθενής να είναι ο υποστηρικτής του εαυτού του ή του εαυτού της ή να έχει ένα μέλος της οικογένειας ή ένα φίλο που να δρα ως τέτοιος.

Τα ιατρικά λάθη μπορούν να μειωθούν μέσω του:

- Να είναι κανείς καλά πληροφορημένος και να μη διστάζει να ζητήσει εξηγήσεις
- Να γίνει ο ίδιος «ειδικός» στα ζητήματα υγείας του
- Να έχει την οικογένειά του ή φίλους κοντά του στο νοσοκομείο
- Να λάβει κανείς μια δεύτερη γνώμη
- Να ενημερώνει του ιατρούς του για την κατάστασή του και τις ανάγκες του (πριν και μετά τη χειρουργική επέμβαση)

Η εμφάνιση λαθών αποδυναμώνει την εμπιστοσύνη των ασθενών στους παρόχους υγείας τους. Η παραδοχή και η αναγνώριση ευθύνης από αυτούς μπορεί να γεφυρώσει το χάσμα ανάμεσά τους και ο ασθενής να ανακτήσει τη χαμένη εμπιστοσύνη. Όταν ένας τέτοιος διάλογος εδραιωθεί, μπορούν να κατανοηθούν περισσότερες λεπτομέρειες σχετικά με τις συνθήκες που οδήγησαν στο λάθος, βοηθώντας έτσι στην αποφυγή παρόμοιων σφαλμάτων. Η ανοικτή συζήτηση μπορεί να διαβεβαιώσει τους ασθενείς, πως οι φροντιστές τους παίρνουν το ζήτημα σοβαρά και πως θα γίνουν βήματα ώστε η νοσηλεία τους να γίνει ασφαλέστερη.

Το να μη συζητώνται τα λάθη με τον ασθενή και την οικογένειά του αυξάνει την ανησυχία τους, το άγχος και το θυμό τους, παρεμβαίνοντας έτσι στην ανάρρωσή τους. Φυσικά, ένας τέτοιος θυμός μπορεί να επίσης να οδηγήσει σε μηνύσεις για ιατρική αμέλεια.

Η μεγαλύτερη εγρήγορση από την ιατρική κοινότητα μπορεί να μειώσει τα λάθη. Προφανώς, τα ιατρικά λάθη θα πρέπει να προλαμβάνονται όσο είναι ανθρωπίνως δυνατό. Η αγνόησή τους μπορεί να οδηγήσει μόνο στην επανάληψή τους. Οι πολιτικές των ιδρυμάτων θα πρέπει να υποστηρίζουν και να ενθαρρύνουν του επαγγελματίες υγείας, ώστε να αποκαλύπτουν ανεπιθύμητα συμβάντα. Η αυξημένη διαφάνεια και ειλικρίνεια μετά από ένα ανεπιθύμητο συμβάν μπορεί να βελτιώσει τη σχέση ιατρού-ασθενούς. Υπάρχουν σημαντικά προληπτικά βήματα που μπορούν να εφαρμοστούν από κάθε νοσηλευτικό ίδρυμα και ιατρική υπηρεσία. Η ενημέρωση του ασθενούς και των φροντιστών του, σχετικά με την κατάστασή του και το θεραπευτικό σχέδιο, είναι ύψιστης σημασίας. Οι επαγγελματίες υγείας μπορούν να λειτουργούν προστατευτικά και να προλαμβάνουν τα λάθη όταν βλέπουν αποκλίσεις από τη σχεδιασθείσα θεραπεία.

Αυτά τα βήματα από το νοσηλευτικό ίδρυμα μπορούν να προλάβουν ιατρικά λάθη:

- Εφαρμογή καλύτερης και ομοιόμορφης ιατρικής εκπαίδευσης
- Τήρηση εδραιωμένων πρακτικών αντιμετώπισης
- Διενέργεια τακτικών ανασκοπήσεων των αρχείων για ανίχνευση και διόρθωση ιατρικών λαθών
- Απασχόληση μόνο καλά επιμορφωμένου και εκπαιδευμένου ιατρικού προσωπικού
- Συμβουλευτική, επίπληξη και επιμόρφωση των μελών του προσωπικού που κάνουν λάθη και απόλυση όσων συνεχίζουν να σφάλλουν
- Ανάπτυξη και διεξοδική τήρηση αλγορίθμων (συγκεκριμένες ομάδες οδηγιών για διαδικασίες), εδραίωση πρωτοκόλλων και λιστών ελέγχου επί κλίνης, για όλες τις παρεμβάσεις
- Αύξηση επίβλεψης και επικοινωνίας μεταξύ παρόχων υγείας
- Διερεύνηση όλων των λαθών και ανάληψη δράσης για την πρόληψή τους

- Επιμόρφωση και ενημέρωση του ασθενούς και των φροντιστών του σχετικά με την κατάστασή του και το θεραπευτικό σχέδιο
- Διασφάλιση της καταλληλότητας της διαχείρισης από ένα μέλος της οικογένειας ή ένα φίλο, που δρα ως υποστηρικτής του ασθενούς
- Απόκριση στα παράπονα των ασθενών και των οικογενειών τους, ανάληψη ευθύνης όταν πρέπει, συζήτηση με την οικογένεια και το προσωπικό και ανάληψη δράσης ώστε να προληφθούν τα λάθη

ΚΕΦΑΛΑΙΟ 13:

Προληπτική αντιμετώπιση: παρακολούθηση, αποφυγή καπνίσματος και εμβολιασμός

Η προληπτική ιατρική και η οδοντιατρική φροντίδα είναι ουσιώδεις για τους ασθενείς με καρκίνο. Πολλοί ασθενείς με καρκίνο παραμελούν άλλα σημαντικά ιατρικά ζητήματα και εστιάζουν αποκλειστικά στον καρκίνο τους. Η αγνόηση άλλων ιατρικών ζητημάτων μπορεί να οδηγήσει σε σοβαρές συνέπειες, οι οποίες επηρεάζουν τη μακροζωία και την ποιότητα ζωής.

Τα πιο σημαντικά προληπτικά μέτρα για τους λαρυγγεκτομηθέντες και τους ασθενείς με καρκίνο κεφαλής και τραχήλου περιλαμβάνουν:

- Κατάλληλη οδοντιατρική φροντίδα
- Τακτικές εξετάσεις από τον οικογενειακό ιατρό
- Τακτική παρακολούθηση από τον ωτορινολαρυγγολόγο
- Κατάλληλο εμβολιασμό
- Διακοπή καπνίσματος
- Χρήση σωστών τεχνικών (π.χ. χρήση αποστειρωμένου νερού για την πλύση του σωλήνα τραχειοστομίας)
- Διατήρηση επαρκούς θρέψης

Η τακτική οδοντιατρική παρακολούθηση και προληπτική φροντίδα συζητώνται στο Κεφάλαιο 14 (σελ. 94).

Η χρήση κατάλληλων τεχνικών για τη φροντίδα της τραχειοστομίας παρουσιάζεται στο Κεφάλαιο 8 (σελ. 50).

Η διατήρηση επαρκούς θρέψης συζητείται στο Κεφάλαιο 11 (σελ. 71).

Παρακολούθηση από οικογενειακό ιατρό, παθολόγο και άλλες ειδικότητες

Η συνεχής ιατρική παρακολούθηση από ειδικούς ιατρούς, συμπεριλαμβανομένου του ωτορινολαρυγγολόγου, του ακτινοθεραπευτή ογκολόγου (για όσους έχουν λάβει ακτινοθεραπεία) και του παθολόγου ογκολόγου (για όσους έχουν λάβει χημειοθεραπεία), είναι ύψιστης σημασίας. Καθώς ο καιρός περνάει από την αρχική διάγνωση, την αντιμετώπιση και τη χειρουργική επέμβαση, η παρακολούθηση λαμβάνει χώρα με μικρότερη συχνότητα. Οι περισσότεροι ωτορινολαρυγγολόγοι συστήνουν μηνιαίες επανεξετάσεις κατά το πρώτο έτος μετά τη διάγνωση ή/και τη χειρουργική επέμβαση και λιγότερο συχνά από εκεί και έπειτα, ανάλογα με την κατάσταση του ασθενούς. Οι ασθενείς θα πρέπει να ενθαρρύνονται να επικοινωνούν με τον ιατρό τους, οποτεδήποτε ανακύπτουν καινούρια συμπτώματα.

Οι τακτικοί προληπτικοί έλεγχοι εξασφαλίζουν πως γίνονται αντιληπτές οποιεσδήποτε μεταβολές στην υγεία και πως, οποτεδήποτε ένα νέο πρόβλημα αναδυθεί, αυτό θα αντιμετωπιστεί. Ο κλινικός ιατρός θα διεξαγάγει μια προσεκτική εξέταση για να ανιχνεύσει πιθανή υποτροπή καρκίνου. Οι προληπτικές εξετάσεις περιλαμβάνουν μια γενική εξέταση ολόκληρου του σώματος και ειδικότερη εξέταση του τραχήλου, του φάρυγγα και της τραχειοστομίας. Η εξέταση της ανώτερης αναπνευστικής οδού πραγματοποιείται χρησιμοποιώντας ένα ενδοσκόπιο ή έμμεση όραση, με ένα μικρό κάτοπτρο με μακρά λαβή, για να ελεγχθούν ανωμαλίες στην περιοχή. Απεικονιστικές και άλλες μελέτες μπορούν επίσης να διενεργηθούν, όταν απαιτείται κάτι τέτοιο.

Είναι επίσης πολύ σημαντικό να παρακολουθείται ο ασθενής από ένα παθολόγο ή οικογενειακό ιατρό, καθώς και από ένα οδοντίατρο, για να επιλύονται άλλα ιατρικά και οδοντιατρικά ζητήματα.

Αντιγριπικός εμβολιασμός

Είναι σημαντικό για τους λαρυγγεκτομηθέντες να εμβολιάζονται για τη γρίπη, ανεξάρτητα από την ηλικία τους. Η γρίπη μπορεί να είναι δυσκολότερα διαχειρίσιμη και ο εμβολιασμός είναι ένα σημαντικό μέσο προφύλαξης.

Υπάρχουν δύο είδη αντιγριπικού εμβολίου: ένα ενέσιμο που είναι επαρκές για όλες τις ηλικίες και ένα εισπνεόμενο (ζωντανός ιός) που δίνεται μόνο σε άτομα κάτω των 50 ετών, μη ανοσοκατεσταλμένα.

Τα διαθέσιμα εμβόλια περιλαμβάνουν:

1. Την αντιγριπική ένεση – ένα ανενεργό εμβόλιο (περιέχει νεκρούς ιούς) που χορηγείται μέσω μιας σύριγγας με βελόνα, συνήθως στο άνω άκρο. Η ένεση είναι εγκεκριμένη για άτομα μεγαλύτερα των έξι μηνών, συμπεριλαμβανομένων των υγιών ατόμων και εκείνων με χρόνιες ιατρικές παθήσεις.
2. Το ρινικό σπρέι αντιγριπικού εμβολίου – ένα εμβόλιο κατασκευασμένο από ζωντανούς, εξασθενημένους ιούς της γρίπης που δεν προκαλούν νόσηση. Καλείται ζων εξασθενημένο εμβόλιο γρίπης (liveattenuatedinfluenzavaccine, LAIV) με εμπορική ονομασία FluMist®. Είναι εγκεκριμένο για χρήση σε υγιή άτομα ηλικίας 2-49 ετών (με εξαίρεση στις εγκύους).

Ένα νέο εμβόλιο για τη γρίπη παρασκευάζεται για κάθε νέα περίοδο. Ενώ τα ακριβή στελέχη που προκαλούν γρίπη είναι απρόβλεπτα, είναι πιθανό πως τα στελέχη που προκάλεσαν τη νόσο σε άλλα μέρη του κόσμου, θα την προκαλέσουν και στις Η.Π.Α.. Είναι χρησιμότερο να συμβουλευτεί κανείς τον ιατρό του πριν από τον εμβολιασμό, ώστε να σιγουρευτεί πως δεν υπάρχει κάποιος λόγος να τον αποφύγει(όπως η αλλεργία στο αυγό).

Ο καλύτερος τρόπος να διαγνωσθεί η γρίπη είναι μια γρήγορη εξέταση ρινικής έκκρισης, με μια από τις διαγνωστικές συσκευές (κιτ). Επειδή οι λαρυγγεκτομηθέντες δεν έχουν σύνδεση ανάμεσα στη μύτη και τους πνεύμονες, συστήνεται ο έλεγχος της ρινικής έκκρισης σε συνδυασμό με τα πτύελα (χρησιμοποιώντας τον εγκεκριμένο εξοπλισμό για τον έλεγχο πτυέλων).

Μπορούν να αναζητηθούν πληροφορίες για αυτές τις εξετάσεις στην ιστοσελίδα του CDC (Centers for Disease Control and Prevention) http://www.cdc.gov/flu/professionals/diagnosis/rapidlab.htm.

Ένα πλεονέκτημα του να είναι κανείς λαρυγγεκτομηθείς είναι πως παθαίνει γενικά λιγότερες λοιμώξεις, εξαιτίας ιών της αναπνευστικής οδού. Αυτό συμβαίνει διότι οι «ψυχροί» ιοί προσβάλλουν πρώτα τη μύτη και το φάρυγγα. Από εκεί ταξιδεύουν στο υπόλοιπο σώμα συμπεριλαμβανομένων των πνευμόνων. Επειδή οι λαρυγγεκτομηθέντες δεν αναπνέουν από τη μύτη τους, είναι λιγότερο πιθανό να προσβληθούν από τους ψυχρούς ιούς.

Παραμένει σημαντικό να λαμβάνουν οι λαρυγγεκτομηθέντες, τον ετήσιο εμβολιασμό για τους ιούς της γρίπης, να φορούν ένα ΗΜΕ για να φιλτράρεται ο αέρας που εισέρχεται στους πνεύμονες και να πλένουν τα χέρια τους καλά πριν αγγίξουν την τραχειοστομία ή το ΗΜΕ ή πριν φάνε. Το Atos (Provox) MicronHME με ηλεκτροστατικό φίλτρο έχει σχεδιαστεί για να φιλτράρει δυνητικά παθογόνα και να μειώνει την ευπάθεια σε αναπνευστικές λοιμώξεις.

Ο ιός της γρίπης είναι ικανός να εξαπλώνεται με το άγγιγμα αντικειμένων. Οι λαρυγγεκτομηθέντες που χρησιμοποιούν μια φωνητική πρόθεση και χρειάζεται να πιέσουν το ΗΜΕ τους για να μιλήσουν, μπορεί να βρίσκονται σε αυξημένο κίνδυνο εισαγωγής του ιού απευθείας στους πνεύμονές τους. Το πλύσιμο των χεριών ή η χρήση ενός καθαριστικού δέρματος μπορούν να εμποδίσουν την εξάπλωση του ιού.

Εμβολιασμός έναντι του πνευμονιόκοκκου

Συστήνεται, όλοι οι λαρυγγεκτομηθέντες και όσοι αναπνέουν από τραχειοστομία, να εμβολιάζονται έναντι του πνευμονιόκοκκου, ο οποίος είναι μία από τις κύριες αιτίες πνευμονίας. Στις Ηνωμένες Πολιτείες υπάρχουν δύο είδη εμβολίων: το συζευγμένο πνευμονιοκοκκικό εμβόλιο (Prevenar 13 ή PCV 13) και το πολυσακχαριδικό πνευμονιοκοκκικό εμβόλιο – ένα 23δύναμο εμβόλιο (Pneumovax ή PPV23).

Θα πρέπει κανείς να συμβουλευτεί τον ιατρό του σχετικά με τη λήψη του εμβολιασμού έναντι του πνευμονιόκοκκου.

Το CDC δημοσιεύει τις τρέχουσες κατευθυντήριες οδηγίες στη σελίδα: http://www.cdc.gov/vaccines/

Αποφυγή καπνίσματος και οινοπνεύματος

Οι ασθενείς με καρκίνο κεφαλής και τραχήλου θα πρέπει να αναζητούν συμβουλές, σχετικά με τη σημασία διακοπής του καπνίσματος. Επιπρόσθετα στο γεγονός πως το κάπνισμα είναι ένας μείζων παράγοντας κινδύνου για καρκίνο κεφαλής και τραχήλου, ο κίνδυνος για καρκίνο αυξάνεται περαιτέρω από την κατανάλωση οινοπνεύματος. Το κάπνισμα μπορεί επίσης να επηρεάσει την πρόγνωση του καρκίνου. Οι ασθενείς με λαρυγγικό καρκίνο που συνεχίζουν να καπνίζουν και να πίνουν, είναι λιγότερο πιθανό να θεραπευτούν και πιθανότερο να αναπτύξουν ένα δεύτερο όγκο. Όταν συνεχίζεται το κάπνισμα, τόσο κατά τη διάρκεια όσο και μετά την ακτινοθεραπεία, μπορεί να αυξήσει τη σοβαρότητα και τη διάρκεια των βλεννογονικών αντιδράσεων, να επιδεινώσει την ξηροστομία και να θέσει σε κίνδυνο την έκβαση της πορείας του ασθενούς.

Το κάπνισμα και η κατανάλωση οινοπνεύματος ελαττώνουν επίσης την αποτελεσματικότητα της θεραπείας, για το λαρυγγικό καρκίνο. Οι ασθενείς που συνεχίζουν να καπνίζουν ενώ λαμβάνουν ακτινοθεραπεία, έχουν μικρότερους δείκτες μακροχρόνιας επιβίωσης σε σχέση με εκείνους που δεν καπνίζουν.

ΚΕΦΑΛΑΙΟ 14:

Οδοντιατρικά ζητήματα και θεραπεία με υπερβαρικό οξυγόνο

Τα οδοντιατρικά ζητήματα μπορούν να αποτελέσουν πρόκληση για τους λαρυγγεκτομηθέντες, κυρίως εξαιτίας των μακροπρόθεσμων επιδράσεων της ακτινοθεραπείας. Η τήρηση καλής οδοντικής υγιεινής μπορεί να προλάβει πολλά προβλήματα.

Οδοντιατρικά ζητήματα

Τα προβλήματα στα δόντια είναι κοινά μετά την έκθεση της κεφαλής και του τραχήλου στην ακτινοβολία.

Οι επιδράσεις της ακτινοβολίας περιλαμβάνουν:

- Ελαττωμένη αιματική παροχή στα οστά της άνω και κάτω γνάθου
- Μειωμένη παραγωγή σιέλου και αλλαγές στη χημική του σύνθεση
- Μεταβολές στα βακτήρια που αποικίζουν το στόμα

Η τερηδόνα, ο πόνος και η ουλιτιδική ή περιοδοντική φλεγμονή μπορούν να αποτελέσουν ιδιαίτερο πρόβλημα, εξαιτίας των παραπάνω μεταβολών. Αυτά μπορούν να αμβλυνθούν με καλή στοματική και οδοντική φροντίδα, π.χ. καθαρισμό, πλύσιμο και χρήση φθοριούχου οδοντόκρεμας μετά το κάθε γεύμα, εάν είναι δυνατόν. Η χρήση ειδικών φθοριούχων σκευασμάτων για γαργαρισμούς ή επάλειψη στα ούλα, μπορεί να βοηθήσει στην πρόληψη της τερηδόνας. Η διατήρηση καλής ενυδάτωσης και η χρήση υποκατάστατων σιέλου, όταν είναι αναγκαία, είναι επίσης σημαντική.

Στους ασθενείς που λαμβάνουν ακτινοθεραπεία στην κεφαλή και τον τράχηλο συστήνεται να επισκεφτούν το οδοντίατρό τους, για μια διεξοδική εξέταση, αρκετές εβδομάδες πριν από την έναρξη της θεραπείας και να εξετάζονται σε τακτική ετήσια ή εξαμηνιαία βάση, δια βίου. Ο τακτικός οδοντιατρικός καθαρισμός είναι επίσης σημαντικός.

Επειδή η ακτινοθεραπεία μεταβάλλει την παροχή αίματος στα οστά της άνω και κάτω γνάθου, οι ασθενείς μπορεί να βρίσκονται σε κίνδυνο ανάπτυξης νέκρωσης του οστού (οστεοραδιονέκρωση), σε αυτές τις θέσεις. Η εξαγωγή δοντιών και η οδοντικές νόσοι στις ακτινοβολημένες περιοχές μπορούν να οδηγήσουν στην ανάπτυξη οστεοραδιονέκρωσης. Οι ασθενείς θα πρέπει να ενημερώνουν τον οδοντίατρό τους σχετικά με την ακτινοθεραπεία τους, πριν από οποιαδήποτε παρέμβαση. Η οστεοραδιονέκρωση μπορεί να προληφθεί με χορήγηση μιας σειράς θεραπειών με υπερβαρικό οξυγόνο (Βλ. παρακάτω), πριν και μετά την εξαγωγή ή τη χειρουργική επέμβαση στα δόντια. Αυτό συστήνεται εάν τα εμπλεκόμενα δόντια βρίσκονται σε περιοχή που έχει εκτεθεί σε υψηλή δόση ακτινοβολίας. Στον καθορισμό μιας τέτοιας αναγκαιότητας, μπορεί να είναι βοηθητική η συμβουλή του ακτινοθεραπευτή ογκολόγου που χορήγησε την ακτινοθεραπεία.

Η **προφύλαξη των δοντιών** μπορεί να μειώσει τον κίνδυνο οδοντικών προβλημάτων που οδηγούν σε οστικές νεκρώσεις. Ειδικές θεραπείες με φθόριο μπορούν να εμποδίσουν τέτοια προβλήματα, μαζί με το βούρτσισμα, τη χρήση οδοντικού νήματος και τον τακτικό καθαρισμό των δοντιών.

Συστήνεται μια ισόβια ρουτίνα φροντίδας των δοντιών στο σπίτι:

- Χρήση οδοντικού νήματος σε κάθε δόντι και βούρτσισμα με οδοντόκρεμα μετά το κάθε γεύμα

- Βούρτσισμα της γλώσσας με μια βούρτσα γλώσσας ή μια μαλακή οδοντόβουρτσα, μια φορά την ημέρα
- Ξέπλυμα του στόματος με διάλυμα μαγειρικής σόδας καθημερινά. Η μαγειρική σόδα βοηθά στην ουδετεροποίηση του pH του στόματος. Το διάλυμα φτιάχνεται με ένα κουταλάκι του γλυκού μαγειρικής σόδας σε 180ml νερού. Το διάλυμα μαγειρικής σόδας μπορεί να χρησιμοποιείται σε όλη τη διάρκεια της ημέρας.
- Χρήση ναρθήκων με φθόριο μια φορά τη μέρα. Αυτοί είναι διαθέσιμοι στο εμπόριο και κατασκευάζονται και κατά παραγγελία από τους οδοντιάτρους. Εφαρμόζονται πάνω στα δόντια για 10 λεπτά. Δεν πρέπει κάποιος να ξεπλένει το στόμα του και να πίνει ή να τρώει κάτι, για 30 λεπτά μετά την εφαρμογή.

Η **παλινδρόμηση γαστρικού οξέος** είναι επίσης πολύ συχνή μετά τις χειρουργικές επεμβάσεις κεφαλής και τραχήλου, ειδικά σε ασθενείς που είχαν υποβληθεί σε μερική ή ολική λαρυγγεκτομή (Βλ. **Συμπτώματα και αντιμετώπιση παλινδρόμησης γαστρικού οξέος**, σελ. 74). Αυτή μπορεί να προκαλέσει οδοντική διάβρωση (ειδικά στην κάτω γνάθο) και τελικά απώλεια των δοντιών.

Αυτές οι συνέπειες μπορούν να μειωθούν μέσω:

- Λήψης φαρμάκων που μειώνουν την ποσότητα του οξέος
- Κατανάλωσης μικρών ποσοτήτων φαγητού και υγρών κάθε φορά
- Αποφυγής κατάκλισης αμέσως μετά το γεύμα
- Ανύψωσης του ανώτερου τμήματος του σώματος με ένα μαξιλάρι, κατά 45 μοίρες, κατά την κατάκλιση

Θεραπεία με υπερβαρικό οξυγόνο

Η θεραπεία με υπερβαρικό οξυγόνο (HyperBaricOxygenTreatment, HBOT) περιλαμβάνει την αναπνοή καθαρού οξυγόνου σε ένα δωμάτιο με πίεση. Η HBOT είναι μια καλώς εδραιωμένη θεραπεία για τη νόσο αποσυμπίεσης (ένας κίνδυνος των καταδύσεων) και μπορεί να χρησιμοποιηθεί για την πρόληψη της οστεοραδιονέκρωσης.

Η HBOT χρησιμοποιείται για την αντιμετώπιση ενός ευρέος φάσματος ιατρικών καταστάσεων, συμπεριλαμβανομένων της ύπαρξης φυσαλίδων αέρα εντός των αγγείων (αρτηριακή εμβολή αέρα), της νόσου αποσυμπίεσης, της δηλητηρίασης από μονοξείδιο του άνθρακα, των τραυμάτων που δεν επουλώνονται, των συνθλιπτικών τραυμάτων, της γάγγραινας, των λοιμώξεων δέρματος ή οστών που προκαλούν θάνατο των ιστών (όπως η οστεοραδιονέκρωση), των τραυμάτων από ακτινοβολία, των εγκαυμάτων, των δερματικών μοσχευμάτων ή των κρημνών που βρίσκονται σε κίνδυνο ιστικού θανάτου και της σοβαρής αναιμίας.

Σε έναν θάλαμο HBOT η πίεση του αέρα αυξάνεται έως τρεις φορές περισσότερο από τη φυσιολογική πίεση. Υπό αυτές τις συνθήκες, οι πνεύμονες μπορούν να συγκεντρώσουν πολύ περισσότερο οξυγόνο, από ότι όταν αναπνέουν καθαρό οξυγόνο σε συνθήκες φυσιολογικής ατμοσφαιρικής πίεσης.

Το αίμα μεταφέρει αυτό το οξυγόνο σε ολόκληρο το σώμα, διεγείροντας την απελευθέρωση χημικών ουσιών που ονομάζονται «αυξητικοί παράγοντες» και βλαστικών κυττάρων που προάγουν την επούλωση. Όταν ο ιστός τραυματίζεται, απαιτεί ακόμη περισσότερο οξυγόνο για να επιβιώσει. Η HBOT αυξάνει την ποσότητα του οξυγόνου στο αίμα και μπορεί να επαναφέρει, παροδικά, τα φυσιολογικά επίπεδα αερίων αίματος και την ιστική λειτουργία. Αυτά προάγουν την επούλωση και την ικανότητα των ιστών να καταπολεμήσουν τη φλεγμονή.

Η HBOT είναι γενικά ασφαλής και οι επιπλοκές της σπάνιες. Αυτές μπορεί να περιλαμβάνουν: παροδική μυωπία, τραυματισμούς στο μέσο και το έσω ους (συμπεριλαμβανομένων της διαρροής υγρού και της διάτρησης της τυμπανικής μεμβράνης εξαιτίας της αυξημένης πίεσης), βλάβη οργάνων προκαλούμενη από τις μεταβολές της πίεσης του αέρα (βαρότραυμα) και σπασμούς ως αποτέλεσμα τοξικότητας από οξυγόνο.

Το καθαρό οξυγόνο μπορεί να προκαλέσει φωτιά εάν υπάρχει μια πηγή ανάφλεξης, όπως ένας σπινθήρας ή φλόγα. Επομένως, απαγορεύεται να έχει κανείς, εντός του δωματίου της HBOT, αντικείμενα που μπορούν να αναφλεγούν (π.χ. αναπτήρες ή συσκευές με μπαταρίες).

ΗHBOTμπορεί να διενεργηθεί ως διαδικασία εξωτερικού ασθενούς και δεν απαιτεί νοσηλεία. Οι νοσηλευόμενοι ασθενείς μπορεί να χρειαστεί να μεταφερθούν, στην τοποθεσία της HBOT και από αυτήν, εάν βρίσκονται σε άλλες εγκαταστάσεις.

Η θεραπεία μπορεί να διενεργηθεί σε μια από τις δύο ακόλουθες δομές:

- **Μια εγκατάσταση σχεδιασμένη για ένα άτομο** σε ξεχωριστή μονάδα (μονής θέσης), ενώ ο ασθενής είναι ξαπλωμένος σε μια κλίνη/σανίδα, η οποία κυλάει μέσα σε έναν άδειο πλαστικό σωλήνα.
- **Ένα θάλαμο σχεδιασμένο να υποδέχεται αρκετά άτομα** σε ένα δωμάτιο HBOT, όπου ο ασθενής μπορεί να κάθεται ή να είναι ξαπλωμένος. Μια κουκούλα ή μια μάσκα χορηγεί το οξυγόνο.

Κατά τη διάρκεια της HBOT, η αυξημένη πίεση του αέρα δημιουργεί ένα προσωρινό αίσθημα πληρότητας στα αυτιά – όμοιο με το να βρίσκεται κανείς σε ένα αεροπλάνο ή σε μεγάλο υψόμετρο – το οποίο μπορεί να ανακουφιστεί με το χασμουρητό.

Μια θεραπευτική συνεδρία μπορεί να διαρκέσει από μία έως δύο ώρες. Τα μέλη της ιατρικής ομάδας παρακολουθούν τον ασθενή καθ' όλη τη διάρκεια της συνεδρίας. Μετά τη θεραπεία, ο ασθενής μπορεί να αισθάνεται ζαλισμένος για λίγα λεπτά.

Για να είναι αποτελεσματική, η HBOTχρειάζεται περισσότερες από μία συνεδρίες. Ο αριθμός των συνεδριών που απαιτούνται εξαρτάται από την πάθηση. Κάποιες παθήσεις, όπως η δηλητηρίαση από μονοξείδιο του άνθρακα, μπορούν να αντιμετωπιστούν ακόμη και σε τρεις επισκέψεις. Άλλες, όπως η οστεοραδιονέκρωση ή τα τραύματα που δεν επουλώνονται, μπορεί να χρειαστούν 25 με 30 θεραπείες.

Η HBOT μπορεί, συχνά από μόνη της, να αντιμετωπίσει αποτελεσματικά τη νόσο αποσυμπίεσης, τον αρτηριακό εμβολισμό με αέρα και τη σοβαρή δηλητηρίαση από μονοξείδιο του άνθρακα. Για να αντιμετωπιστούν αποτελεσματικά άλλες παθήσεις, η HBOT χρησιμοποιείται ως μέρος ενός συνολικού θεραπευτικού σχεδίου και χορηγείται σε συνδυασμό με πρόσθετες θεραπείες και φάρμακα, που ταιριάζουν στις εξατομικευμένες ανάγκες του ασθενούς.

ΚΕΦΑΛΑΙΟ 15:

Ψυχολογικά ζητήματα: κατάθλιψη, αυτοκτονικότητα, αβεβαιότητα, κοινοποίηση της διάγνωσης, πάροχοι φροντίδας και πηγές υποστήριξης

Οι επιζώντες από καρκίνο κεφαλής και τραχήλου, συμπεριλαμβανομένων των λαρυγγεκτομηθέντων, αντιμετωπίζουν πολλές ψυχολογικές, κοινωνικές και προσωπικές προκλήσεις. Αυτό συμβαίνει, κυρίως, επειδή ο καρκίνος κεφαλής και τραχήλου και η θεραπεία του επηρεάζουν κάποιες από τις πιο βασικές ανθρώπινες λειτουργίες – την αναπνοή, τη σίτιση, την επικοινωνία και την κοινωνική αλληλεπίδραση. Η κατανόηση και αντιμετώπιση αυτών των ζητημάτων δεν είναι λιγότερο σημαντική από τη διαχείριση των ιατρικών προβλημάτων.

Οι ασθενείς που διαγιγνώσκονται με καρκίνο, βιώνουν πολυάριθμα συναισθήματα τα οποία μπορεί να αλλάζουν από μέρα σε μέρα, από ώρα σε ώρα ή ακόμη και από λεπτό σε λεπτό και μπορούν να γεννούν ένα βαρύ ψυχολογικό φορτίο.

Κάποια από αυτά τα αισθήματα περιλαμβάνουν:

- Άρνηση
- Θυμό
- Φόβο
- Άγχος
- Αγωνία
- Κατάθλιψη
- Λύπη
- Ενοχή
- Μοναξιά

Κάποιες από τις ψυχολογικές και κοινωνικές προκλήσεις που αντιμετωπίζουν οι λαρυγγεκτομηθέντες, περιλαμβάνουν:

- Κατάθλιψη
- Άγχος και φόβο υποτροπής
- Κοινωνική απομόνωση
- Κατάχρηση ουσιών
- Αντίληψη της εικόνας του σώματός τους
- Σεξουαλικότητα
- Επιστροφή στην εργασία
- Αλληλεπίδραση με τον/την σύζυγο, την οικογένεια, τους φίλους, τους συναδέλφους
- Οικονομικό αντίκτυπο

Αντιμετωπίζοντας την κατάθλιψη

Πολλοί ασθενείς με καρκίνο αισθάνονται λυπημένοι ή καταθλιπτικοί. Αυτό είναι μια φυσιολογική απόκριση σε οποιαδήποτε σοβαρή ασθένεια. Η κατάθλιψη είναι ένα από τα πιο δύσκολα ζητήματα που αντιμετωπίζει ένας ασθενής, στον οποίο διαγνώστηκε καρκίνος. Ωστόσο, το κοινωνικό στίγμα που σχετίζεται με την παραδοχή της κατάθλιψης καθιστά την αναζήτηση βοήθειας και θεραπείας δύσκολη.

Κάποια από τα σημεία της κατάθλιψης περιλαμβάνουν:

- Ένα αίσθημα ανημπόριας και απελπισίας ή πως η ζωή δεν έχει κανένα νόημα
- Κανένα ενδιαφέρον στη συναναστροφή της οικογένειας ή των φίλων
- Κανένα ενδιαφέρον σε χόμπι ή δραστηριότητες που κανείς συνήθιζε να απολαμβάνει
- Απώλεια όρεξης ή κανένα ενδιαφέρον για το φαγητό
- Κλάμα για μεγάλες χρονικές περιόδους ή πολλές φορές κάθε μέρα
- Προβλήματα ύπνου, είτε υπερβολικός ή πολύ λίγος ύπνος
- Αλλαγές στα επίπεδα ενέργειας
- Σκέψεις αυτοκτονίας, συμπεριλαμβανομένων των σχεδίων ή της ανάληψης δράσης για να σκοτώσει κανείς τον εαυτό του, καθώς και συχνές σκέψεις θανάτου

Οι προκλήσεις της ζωής ως λαρυγγεκτομηθείς στη σκιά του καρκίνου σημαίνουν, πως είναι ακόμη πιο δύσκολο να αντιμετωπιστεί η κατάθλιψη. Το να είναι κανείς ανίκανος να μιλήσει ή ακόμη και να έχει απλά δυσκολία στην ομιλία, καθιστά δυσκολότερη την έκφραση συναισθημάτων και μπορεί να οδηγήσει σε απομόνωση. Η χειρουργική και η ιατρική φροντίδα συχνά δεν επαρκούν για την αντιμετώπιση τέτοιων ζητημάτων. Θα πρέπει να δίδεται μεγαλύτερη έμφαση στην ψυχική ευημερία μετά τη λαρυγγεκτομή.

Η αντιμετώπιση και η υπερνίκηση της κατάθλιψης είναι πολύ σημαντικές, όχι μόνο για την ευημερία του ασθενούς αλλά και για τη διευκόλυνση της ανάρρωσης, την αύξηση των πιθανοτήτων του ασθενούς για μεγαλύτερη επιβίωση και τελικά ίαση. Υπάρχουν αυξανόμενα επιστημονικά δεδομένα για τη σύνδεση ανάμεσα σε μυαλό και σώμα. Παρόλο που πολλές από αυτές τις συνδέσεις δεν είναι ακόμη καλά κατανοητές, είναι αναγνωρισμένο πως ασθενείς που έχουν κίνητρο να γίνουν καλύτερα και επιδεικνύουν θετική στάση, αναρρώνουν ταχύτερα από σοβαρές ασθένειες, ζουν περισσότερο και κάποιες φορές επιβιώνουν έναντι συντριπτικών πιθανοτήτων. Πράγματι, έχει φανεί πως αυτή η επίδραση μπορεί να μεσολαβείτε από μεταβολές στις κυτταρικές ανοσολογικές απαντήσεις και μια ελάττωση της δραστηριότητας των κυττάρων φυσικών φονέων.

Υπάρχουν, φυσικά, πολλοί λόγοι για να αισθάνεται κανείς καταθλιπτικός αφού μάθει τη διάγνωση του καρκίνου του και ζήσει με αυτήν. Είναι μια συντριπτική νόσος για τους ασθενείς και τις οικογένειές τους, ακόμη περισσότερο επειδή η ιατρική δεν έχει βρει ακόμη μια θεραπεία για του περισσότερους τύπους καρκίνου. Μέχρι τη στιγμή που η ασθένεια ανακαλύπτεται, είναι πολύ αργά για την πρόληψή της και εάν ο καρκίνος γίνει αντιληπτός σε προχωρημένο στάδιο, ο κίνδυνος διασποράς είναι υψηλός και η πιθανότητα απόλυτης ίασης σημαντικά μειωμένος.

Πολλά συναισθήματα αναδύονται μετά την ανακοίνωση των κακών νέων. «Γιατί εγώ;» και «Πώς μπορεί να είναι αλήθεια;». Η κατάθλιψη είναι μέρος των φυσιολογικών μηχανισμών αντιμετώπισης των δυσκολιών. Οι περισσότεροι άνθρωποι περνούν από πολλά στάδια, διαχειριζόμενοι μια δύσκολη νέα κατάσταση, όπως το να γίνουν λαρυγγεκτομηθέντες. Εκ πρώτης, κανείς αντιμετωπίζει άρνηση και απομόνωση, μετά θυμό που ακολουθείται από κατάθλιψη και τελικά συμβαίνει η αποδοχή.

Κάποιοι άνθρωποι μένουν «κολλημένοι» σε ένα συγκεκριμένο στάδιο, όπως την κατάθλιψη ή το θυμό. Είναι σημαντικό να προχωρήσουν και να φτάσουν στο τελικό στάδιο της αποδοχής και της ελπίδας. Γι' αυτό το λόγο η επαγγελματική φροντίδα, καθώς και η κατανόηση και η βοήθεια της οικογένειας και των φίλων, είναι πολύ σημαντικές.

Οι ασθενείς πρέπει να αντιμετωπίσουν την τελική τους θνητότητα, κάποιες φορές για πρώτη φορά στη ζωή τους. Αναγκάζονται να έρθουν αντιμέτωποι με την ασθένεια και τις άμεσες και μακροπρόθεσμες συνέπειές της. Παραδόξως, το αίσθημα κατάθλιψης μετά την ανακοίνωση της διάγνωσης επιτρέπει στον ασθενή να αποδεχτεί τη νέα πραγματικότητα. Το να μη νοιάζεται πια, καθιστά ευκολότερο το να ζει με ένα αβέβαιο μέλλον. Εντούτοις, ενώ το να σκέφτεται πως «Δε με νοιάζει πια» μπορεί προσωρινά να το κάνει ευκολότερο, ένας τέτοιος μηχανισμός αντιμετώπισης μπορεί να παρέμβει στην αναζήτηση κατάλληλης φροντίδας και να οδηγήσει σε ταχεία έκπτωση της ποιότητας ζωής.

Υπερνικώντας την κατάθλιψη

Καλώς εχόντων των πραγμάτων, ένα ασθενής μπορεί να βρει τη δύναμη να αντιπαλέψει την κατάθλιψη. Αμέσως μετά τη λαρυγγεκτομή οι ασθενείς μπορεί να είναι συγκλονισμένοι από τα νέα καθημερινά τους καθήκοντα και τη νέα πραγματικότητα. Συχνά βιώνουν μια περίοδο πένθους για τις πολλές τους απώλειες, οι οποίες περιλαμβάνουν τη φωνή τους και την κανονική κατάσταση της υγείας τους. Πρέπει επίσης να αποδεχτούν πολλά μόνιμα ελλείματα, συμπεριλαμβανομένης της αδυναμίας να μιλήσουν «φυσιολογικά». Κάποιοι μπορεί να νιώσουν πως έχουν την επιλογή ανάμεσα στο να υποκύψουν σε μια υφέρπουσα κατάθλιψη ή να αναλάβουν δράση και να επιστρέψουν στη ζωή. Μια επιθυμία να γίνει κανείς καλύτερα και να υπερνικήσει την αναπηρία, μπορεί να είναι η κινητήριος δύναμη για να αναστραφεί η καθοδική πορεία. Η κατάθλιψη μπορεί να υποτροπιάσει, απαιτώντας συνεχή πάλη για να υπερνικηθεί.

Κάποιοι από τους τρόπους, με τους οποίους οι λαρυγγεκτομηθέντες και οι ασθενείς με καρκίνο κεφαλής και τραχήλου μπορούν να αντιμετωπίσουν την κατάθλιψη, περιλαμβάνουν:

- Την αποφυγή κατάχρησης ουσιών
- Την αναζήτηση βοήθειας

- Τον αποκλεισμό ιατρικών αιτίων (π.χ. υποθυρεοειδισμός, ανεπιθύμητες ενέργειες φαρμάκων)
- Την αποφασιστικότητα για ανάληψη δράσης
- Την ελαχιστοποίηση του άγχους
- Τον παραδειγματισμό των άλλων
- Την επιστροφή σε προηγούμενες δραστηριότητες
- Την αντικαταθλιπτική φαρμακευτική αγωγή
- Την αναζήτηση υποστήριξης από οικογένεια, φίλους, επαγγελματίες, συναδέλφους, άλλους λαρυγγεκτομηθέντες και ομάδες υποστήριξης

Υπάρχουν κάποιοι τρόποι για να αναζωογονήσει κανείς το πνεύμα του:

- Ανάπτυξη δραστηριοτήτων αναψυχής
- Διαμόρφωση προσωπικών σχέσεων
- Διατήρηση καλής φυσικής κατάστασης και δραστηριότητας
- Κοινωνική επανενσωμάτωση με οικογένεια και φίλους
- Εθελοντισμός
- Ανεύρεση εγχειρημάτων με σκοπό
- Ανάπαυση

Είναι πολύ σημαντική η υποστήριξη από μέλη της οικογένειας και φίλους. Η συνεχής εμπλοκή και συνεισφορά στη ζωή των άλλων μπορεί να είναι αναζωογονητική. Κανείς μπορεί να αντλήσει δύναμη από το να απολαμβάνει, να αλληλεπιδρά και να επηρεάζει τις ζωές των παιδιών και των εγγονιών του. Το να δίνει το παράδειγμα σε αυτά ώστε να μην παραδίδονται μπροστά στις αντιξοότητες, μπορεί να είναι η κινητήριος δύναμη ώστε να διατηρεί την ενεργητικότητά του και να αντισταθεί στην κατάθλιψη.

Ένας συνεχής στόχος για ζωή μπορεί να παρέχεται από την εμπλοκή σε δραστηριότητες, τις οποίες κανείς απολάμβανε πριν από τη χειρουργική επέμβαση. Η συμμετοχή στις δραστηριότητες ενός τοπικού συλλόγου λαρυγγεκτομηθέντων μπορεί να αποτελέσει μια νέα πηγή υποστήριξης, συμβουλών και φιλίας.

Η αναζήτηση βοήθειας από έναν επαγγελματία ψυχικής υγείας, όπως ένας κοινωνικός λειτουργός, ψυχολόγος ή ψυχίατρος, μπορεί να είναι επίσης βοηθητική. Είναι πολύ σημαντικό να έχει κανείς έναν ικανό ιατρό που νοιάζεται και ένα λογοθεραπευτή, οι οποίοι να μπορούν να παράσχουν συνεχή παρακολούθηση. Η συμμετοχή τους μπορεί να βοηθήσει τους ασθενείς, να αντιμετωπίσουν τα προκύπτοντα ιατρικά ζητήματα και τα προβλήματα στην ομιλία και να συνεισφέρει στην αίσθηση ευημερίας τους.

Αυτοκτονικότητα μεταξύ ασθενών με καρκίνο κεφαλής και τραχήλου

Οι δείκτες αυτοκτονίας σε ασθενείς με καρκίνο είναι διπλάσιοι από το γενικό πληθυσμό, σύμφωνα με πρόσφατες μελέτες. Αυτές οι μελέτες καταδεικνύουν την επείγουσα ανάγκη να αναγνωρίζονται και να αντιμετωπίζονται τα ψυχιατρικά προβλήματα, όπως η κατάθλιψη και ο αυτοκτονικός ιδεασμός στους ασθενείς.

Οι περισσότερες μελέτες έχουν βρει υψηλή επίπτωση καταθλιπτικών διαταραχών διάθεσης, σχετιζόμενων με αυτοκτονικότητα μεταξύ ασθενών με καρκίνο. Επιπλέον των μείζονων και ελάσσονων καταθλιπτικών διαταραχών, υπάρχει επίσης ένας μεγάλος αριθμός λιγότερο σοβαρής κατάθλιψης σε ηλικιωμένους ασθενείς με καρκίνο, η οποία κάποιες φορές δεν αναγνωρίζεται και συχνά υποαντιμετωπίζεται. Πολλές μελέτες έχουν δείξει, πως σε περίπου τις μισές αυτοκτονίες μεταξύ ασθενών με καρκίνο κεφαλής και τραχήλου, ήταν παρούσα μείζων κατάθλιψη. Άλλοι σημαντικοί παράγοντες που συμβάλλουν περιλαμβάνουν το άγχος, τη συναισθηματική διαταραχή, τον πόνο, την έλλειψη συστημάτων κοινωνικής υποστήριξης και την ηθική κατάπτωση.

Η σχετική αύξηση του κινδύνου αυτοκτονίας είναι υψηλότερη τα πρώτα πέντε έτη μετά τη διάγνωση του καρκίνου και μειώνεται βαθμιαία μετά από αυτά. Ωστόσο, ο κίνδυνος παραμένει αυξημένος για 15 έτη μετά τη διάγνωση του καρκίνου. Οι υψηλότεροι δείκτες αυτοκτονίας μεταξύ ασθενών με καρκίνο σχετίζονται με το να είναι ο ασθενής άνδρας, λευκός ή ανύπαντρος. Μεταξύ των ανδρών, οι υψηλότεροι δείκτες αυτοκτονίας καταγράφονται με την αυξανόμενη ηλικία κατά τη διάγνωση. Οι δείκτες αυτοκτονίας είναι επίσης υψηλότεροι μεταξύ ασθενών με προχωρημένο στάδιο κατά τη διάγνωση.

Οι δείκτες αυτοκτονίας ποικίλλουν ανάλογα με τον τύπο του καρκίνου: Οι υψηλότεροι δείκτες καταγράφονται μεταξύ ασθενών με καρκίνο των πνευμόνων και των βρόγχων, του στομάχου και της κεφαλής και τραχήλου, συμπεριλαμβανομένης της στοματικής κοιλότητας, του φάρυγγα και του λάρυγγα. Ένας υψηλός επιπολασμός κατάθλιψης ή θλίψης ανευρίσκεται μεταξύ ασθενών με αυτούς τους τύπους καρκίνου. Ο υψηλός δείκτης κατάθλιψης στον καρκίνο κεφαλής και τραχήλου μπορεί να εξηγηθεί από το συντριπτικό αντίκτυπο της νόσου στην ποιότητα της ζωής. Αυτό συμβαίνει διότι επηρεάζει την εμφάνιση και ουσιώδεις λειτουργίες όπως την ομιλία, την κατάποση και την αναπνοή.

Ο έλεγχος διαλογής των ασθενών με καρκίνο για κατάθλιψη, απελπισία, θλίψη, σοβαρό πόνο, αίσθημα ανημπόριας και αυτοκτονικό ιδεασμό, είναι ένας χρήσιμος τρόπος να αναγνωριστούν αυτοί που βρίσκονται σε κίνδυνο. Η εκτίμηση και η παραπομπή σε ειδικούς ψυχική υγείας, όταν πρέπει, μπορεί να προλάβει την αυτοκτονία, στους ασθενείς με καρκίνο που βρίσκονται σε κίνδυνο. Αυτή η προσέγγιση περιλαμβάνει επίσης, την ενημέρωση των ασθενών που βρίσκονται σε αυξημένο κίνδυνο για αυτοκτονία (και των οικογενειών τους), σχετικά με τη μείωση της πρόσβασής τους στις πιο κοινές μεθόδους αυτοκτονίας.

Αντιμετωπίζοντας το αβέβαιο μέλλον

Από τη στιγμή που διαγιγνώσκεται κανείς με καρκίνο και ακόμη και μετά την επιτυχή θεραπεία, είναι δύσκολο ή σχεδόν αδύνατο να απελευθερωθεί πλήρως από το φόβο της επιστροφής του. Κάποιοι άνθρωποι είναι καλύτεροι στο να ζουν με αυτή την αβεβαιότητα σε σχέση με άλλους. Όσοι προσαρμόζονται καλά, καταλήγουν να είναι πιο χαρούμενοι και περισσότεροι ικανοί να συνεχίσουν τις ζωές τους, από εκείνους που δεν μπορούν να προσαρμοστούν.

Αυτό που κάνει δύσκολη την πρόβλεψη για το μέλλον είναι πως οι εξετάσεις που χρησιμοποιούνται για να ανιχνεύσουν τον καρκίνο [Τομογραφία Εκπομπής Ποζιτρονίων (Positron Emission Tomography, PET), Αξονική ή Υπολογιστική Τομογραφία(Computed Tomography, CT) και Μαγνητική Τομογραφία (Magnetic ResonanceImaging, MRI)], ανιχνεύουν γενικά μόνο τον καρκίνο που είναι μεγαλύτερος από μία ίντσα (2,5 εκατοστά). Μπορεί να διαλάθει της προσοχής των ιατρών μια μικρή βλάβη, εντοπιζόμενη σε μια θέση που είναι δύσκολο να απεικονιστεί.

Ως εκ τούτου, οι ασθενείς πρέπει να αποδεχτούν την πραγματικότητα, πως ο καρκίνος μπορεί να επιστρέψει και πως η φυσική εξέταση και η εγρήγορση είναι οι καλύτεροι τρόποι παρακολούθησης της κατάστασής τους.

Κάτι που συχνά βοηθά στη διαχείριση ενός νέου συμπτώματος (εκτός και εάν είναι επείγον), είναι η αναμονή λίγων ημερών πριν από την αναζήτηση ιατρικής βοήθειας. Γενικά, η πλειοψηφία των νέων συμπτωμάτων θα εξαφανιστεί μέσα σε ένα μικρό χρονικό διάστημα. Με την πάροδο του χρόνου, οι περισσότεροι ασθενείς μαθαίνουν να μην πανικοβάλλονται και να χρησιμοποιούν τις προηγούμενες εμπειρίες τους, την κοινή λογική και τη γνώση τους, ώστε να εκλογικεύουν και να κατανοούν τα συμπτώματά τους.

Καλώς εχόντων, με την πάροδο του χρόνου, κανείς βελτιώνεται στη διαχείριση και αντιμετώπιση ενός αβέβαιου μέλλοντος και μαθαίνει να το αποδέχεται και να ζει με αυτό, βρίσκοντας μια ισορροπία ανάμεσα στο φόβο και την αποδοχή.

Κάποιες προτάσεις τρόπων με τους οποίους μπορεί κανείς να τα βγάλει πέρα με την αβεβαιότητα για το μέλλον περιλαμβάνουν:

- Το διαχωρισμό του από την ασθένεια
- Την εστίαση σε ενδιαφέροντα διαφορετικά από τον καρκίνο
- Την ανάπτυξη ενός τρόπου ζωής που αποφεύγει το άγχος και προάγει την εσωτερική γαλήνη
- Τη συνέχιση των τακτικών ιατρικών εξετάσεων

Μοιραζόμενος τη διάγνωση με άλλους

Αφού διαγνωστεί κάποιος με καρκίνο, πρέπει να αποφασίσει εάν θα μοιραστεί την πληροφορία με άλλους ή θα την κρατήσει ιδιωτική. Οι ασθενείς μπορεί να επιλέξουν να κρατήσουν ιδιωτική την πληροφορία, λόγω φόβου στιγματισμού, απόρριψης ή διακρίσεων. Κάποιοι επιθυμούν να μη δείξουν ευαλωτότητα και αδυναμία ή να μην αισθανθούν τον οίκτο των άλλων. Είτε αναγνωρίζεται είτε όχι, οι ασθενείς – ιδίως εκείνοι με μια δυνητικά τελική νόσο – είναι λιγότερο ικανοί να είναι ανταγωνιστικοί στην κοινωνία και συχνά, εκούσια ή ακούσια, αποτελούν στόχο διακρίσεων. Κάποιοι μπορεί να φοβούνται πως οι, κατά τα άλλα συμπονετικοίφίλοι και γνωστοί, μπορεί να αποστασιοποιηθούν, με στόχο να προστατευθούν από μια αναπόφευκτη απώλεια ή απλά επειδή δεν ξέρουν τι να πουν ή πώς να συμπεριφερθούν.

Κρατώντας τη διάγνωση ιδιωτική μπορεί να δημιουργηθεί συναισθηματική απομόνωση και επιπρόσθετα βάρη, καθώς κανείς αντιμετωπίζει τη νέα πραγματικότητα χωρίς υποστήριξη. Κάποιοι μπορεί να μοιραστούν τη διάγνωση μόνο με ένα περιορισμένο αριθμό ανθρώπων, ώστε να γλυτώσουν τους υπόλοιπους από το συναισθηματικό τραύμα. Φυσικά, το να ζητούν από εκείνους τους ανθρώπους να κρατήσουν αυτή τη συντριπτική πληροφορία κρυφή, τους αποστερεί από τη λήψη δικής τους συναισθηματικής υποστήριξης και βοήθειας.

Η κοινοποίηση της πληροφορίας στην οικογένεια και τους φίλους μπορεί να είναι δύσκολη και παρουσιάζεται καλύτερα, με τρόπο που να ταιριάζει στην ικανότητα του ασθενούς να αντιμετωπίσει κάτι τέτοιο. Είναι καλύτερο να επικοινωνεί κανείς κατ' ιδίαν με το κάθε άτομο και να του επιτρέπει να κάνει ερωτήσεις και να εκφράσει τα αισθήματά του, τους φόβους και τις ανησυχίες του. Το να λέγονται τα νέα με ένα αισιόδοξο τρόπο, υπογραμμίζοντας την πιθανότητα ανάρρωσης, μπορεί να το κάνει ευκολότερο. Το να μιλάει κανείς σε μικρά παιδιά μπορεί να είναι πρόκληση και γίνεται καλύτερα με τρόπο που να ταιριάζει στην ικανότητά τους να επεξεργαστούν την πληροφορία.

Μετά τη χειρουργική επέμβαση και ειδικά μετά τη λαρυγγεκτομή, δεν είναι πλέον δυνατό να κρυφτεί η διάγνωση. Οι περισσότεροι ασθενείς δε μετανιώνουν το ότι μοιράστηκαν τη διάγνωσή τους με άλλους. Γενικά, ανακαλύπτουν πως οι φίλοι τους δεν τους εγκαταλείπουν και λαμβάνουν υποστήριξη και ενθάρρυνση, οι οποίες τους βοηθούν στις δύσκολες αυτές στιγμές. Με το να «αποκαλύπτονται» και να μοιράζονται τη διάγνωσή τους, οι επιζώντες κάνουν μια δήλωση, πως δεν αισθάνονται ντροπή ή αδυναμία εξαιτίας της νόσου τους.

Οι λαρυγγεκτομηθέντες είναι μια μικρή ομάδα μεταξύ των επιζώντων από καρκίνο. Ωστόσο, βρίσκονται στη μοναδική θέση να φέρουν τη διάγνωσή τους στο λαιμό και στη φωνή τους. Δεν μπορούν να κρύψουν το γεγονός, πως αναπνέουν από την τραχειοστομία τους και πως μιλούν με αδύναμη και κάποιες φορές μηχανική φωνή. Παρόλα αυτά, η επιβίωσή τους είναι η απόδειξη, πως μια παραγωγική και με νόημα ζωή είναι δυνατή, ακόμη και μετά τη διάγνωση του καρκίνου.

Φροντίζοντας ένα αγαπημένο πρόσωπο με καρκίνο

Το να είναι κανείς φροντιστής ενός αγαπημένου του προσώπου, με μια σοβαρή ασθένεια όπως ο καρκίνος κεφαλής και τραχήλου, είναι πολύ δύσκολο και μπορεί να γίνει σωματικά και συναισθηματικά εξαντλητικό. Μπορεί να είναι εξαιρετικά δύσκολο να παρακολουθεί τον ασθενή να υποφέρει, ειδικά εάν δε μπορεί να κάνει και πολλά για να αναστραφεί η πορεία του. Οι φροντιστές θα πρέπει, ωστόσο, να αντιλαμβάνονται τη σημασία αυτού που κάνουν, ακόμη και όταν λαμβάνουν λίγη ή και καθόλου αναγνώριση.

Οι φροντιστές συχνά φοβούνται το δυνητικό θάνατο του αγαπημένου τους προσώπου και τη ζωή χωρίς αυτό. Αυτό μπορεί να προκαλεί μεγάλο άγχος και κατάθλιψη. Κάποιοι το αντιμετωπίζουν, αρνούμενοι να αποδεχτούν τη διάγνωση του καρκίνου και πιστεύουν πως η φύση της ασθένειας των αγαπημένων τους είναι λιγότερο σοβαρή.

Οι φροντιστές συχνά θυσιάζουν τη δική τους ευημερία και τις ανάγκες τους, ώστε να καλύπτουν εκείνες του ατόμου το οποίο νοιάζονται. Συχνά χρειάζεται να ηρεμήσουν τους φόβους των αγαπημένων τους και να τους υποστηρίζουν, παρά το γεγονός πως συχνά γίνονται στόχος εκτόνωσης θυμού, απελπισίας και αγωνιών. Αυτή η αγανάκτηση μπορεί να επιταθεί σε ασθενείς με καρκίνο κεφαλής και τραχήλου, οι οποίοι συχνά έχουν δυσκολία να εκφραστούν λεκτικά. Οι φροντιστές συχνά καταπιέζουν τα δικά τους αισθήματα και κρύβουν τα συναισθήματά τους, ώστε να αποφύγουν την αναστάτωση του ασθενούς. Αυτό είναι πολύ επιβαρυντικό και δύσκολο για εκείνους.

Είναι χρήσιμο, για τους ασθενείς και τους φροντιστές τους, να μιλούν ο ένας στον άλλο ανοικτά και έντιμα και να μοιράζονται τα αισθήματα, τις ανησυχίες και τις προσδοκίες τους. Αυτό μπορεί να αποτελεί μεγαλύτερη πρόκληση για εκείνους με δυσκολία στην ομιλία. Οι κοινές συναντήσεις με τους παρόχους υγείας, επιτρέπουν καλύτερη επικοινωνία και προάγουν την από κοινού λήψη αποφάσεων.

Δυστυχώς, η ευημερία των φροντιστών συχνά αγνοείται, καθώς όλη η προσοχή εστιάζεται στο άτομο που νοσεί. Είναι ουσιώδες, ωστόσο, να μην παραγκωνίζονται οι ανάγκες του φροντιστή. Η λήψη σωματικής και συναισθηματικής υποστήριξης από φίλους, οικογένεια, ομάδες υποστήριξης και επαγγελματίες ψυχικής υγείας, μπορεί να είναι εξαιρετικά βοηθητική για το φροντιστή. Η επαγγελματική συμβουλευτική μπορεί να πραγματοποιηθεί αυτόνομα ή στη βάση ομάδων υποστήριξης ή από κοινού με άλλα μέλη της οικογένειας και/ή τον ασθενή. Οι φροντιστές θα πρέπει να βρίσκουν χρόνο για τους εαυτούς τους, ώστε να «ξαναγεμίζουν τις μπαταρίες τους». Το να διατηρούν χρόνο αφιερωμένο στις δικές τους ανάγκες, μπορεί να τους βοηθήσει στο να συνεχίσουν να αποτελούν πηγή υποστήριξης και δύναμης, για τους αγαπημένους τους. Υπάρχουν οργανώσεις διαθέσιμες να βοηθήσουν με τη φροντίδα, κατά τις ανάπαυλες αυτές.

Πηγές κοινωνικής και συναισθηματικής υποστήριξης

Το να μάθει κανείς πως έχει λαρυγγικό ή οποιοδήποτε καρκίνο κεφαλής ή τραχήλου, μπορεί να αλλάξει τη ζωή του και τις ζωές όσων βρίσκονται κοντά σε αυτόν. Αυτές οι αλλαγές μπορεί να είναι δύσκολες στη διαχείρισή τους. Είναι πολύ σημαντικό να αναζητείται βοήθεια, για την αντιμετώπιση του ψυχολογικού και κοινωνικού αντίκτυπου της διάγνωσης.

Το συναισθηματικό φορτίο περιλαμβάνει ανησυχία για τη θεραπεία και τις ανεπιθύμητες ενέργειές της, τις ενδονοσοκομειακές νοσηλείες και τον οικονομικό αντίκτυπο της νόσου, συμπεριλαμβανομένων των ιατρικών εξόδων. Επιπρόσθετες έννοιες του ασθενούς αφορούν τη φροντίδα της οικογένειας του, τη διατήρηση της εργασίας του και τη συνέχιση των καθημερινών του δραστηριοτήτων.

Μπορεί να είναι βοηθητικό, το να απευθυνθεί ο ασθενής σε άλλους λαρυγγεκτομηθέντες και ομάδες υποστήριξης ασθενών με καρκίνο κεφαλής και τραχήλου. Οι επισκέψεις στο νοσοκομείο και κατ' οίκον από άλλους επιζώντες από καρκίνο, μπορούν να παράσχουν υποστήριξη, συμβουλές και να διευκολύνουν την ανάρρωση. Οι άλλοι λαρυγγεκτομηθέντες και οι επιζώντες από καρκίνο κεφαλής και τραχήλου μπορούν, συχνά, να παράσχουν καθοδήγηση και να δώσουν το παράδειγμα για επιτυχή ανάρρωση και τη δυνατότητα επιστροφής σε μια πλήρη και με επιβραβεύσεις ζωή.

Οι πηγές υποστήριξης περιλαμβάνουν:

- Μέλη της ομάδας υγειονομικής φροντίδας (ιατρούς, νοσηλευτές και λογοθεραπευτές) που μπορούν να απαντήσουν και να διευκρινίσουν τις απορίες, σχετικά με τη θεραπεία, την εργασία ή άλλες δραστηριότητες.
- Κοινωνικοί λειτουργοί, σύμβουλοι ή μέλη του κλήρου που μπορούν να βοηθήσουν εάν κάποιος επιθυμεί να μοιραστεί τα αισθήματα ή της ανησυχίες του. Οι κοινωνικοί λειτουργοί μπορούν να υποδείξουν πόρους για οικονομική βοήθεια, μεταφορές, κατ' οίκον φροντίδα και συναισθηματική υποστήριξη.
- Ομάδες υποστήριξης για λαρυγγεκτομηθέντες και άλλους ασθενείς με καρκίνο κεφαλής και τραχήλου που μπορούν να μοιραστούν όσα έχουν μάθει για τη διαχείριση του καρκίνου, με τους ασθενείς και τα μέλη των οικογενειών τους. Οι ομάδες μπορούν να προσφέρουν υποστήριξη αυτοπροσώπως, δια τηλεφώνου ή μέσω του διαδικτύου. Τα μέλη της ομάδας υγειονομικής φροντίδας μπορούν να δώσουν βοήθεια στην εύρεση τέτοιων ομάδων υποστήριξης.

Η ιστοσελίδα της Διεθνούς Ένωσης Λαρυγγεκτομηθέντων (InternationalAssociationofLaryngectomee) παρέχει ένα κατάλογο των τοπικών συλλόγων λαρυγγεκτομηθέντων στις Ηνωμένες Πολιτείες και διεθνώς (http://www.theial.com/ial/).

Μια πλήρης λίστα δυνητικών πόρων και ομάδων υποστήριξης μπορεί να βρεθεί στο Παράρτημα (σελ. 124).

Μερικά «πλεονεκτήματα» του να είναι κανείς λαρυγγεκτομηθείς

Υπάρχουν επίσης κάποια «πλεονεκτήματα» στο να είναι κανείς λαρυγγεκτομηθείς, συμπεριλαμβανομένων των κατωτέρω:

- Δεν υπάρχει πια ροχαλητό
- Υπάρχει δικαιολογία για να μη φορά κανείς γραβάτες
- Δεν μυρίζει κανείς άσχημες οσμές
- Αντιμετωπίζει λιγότερα κρυολογήματα
- Χαμηλός κίνδυνος εισρόφησης στους πνεύμονες
- Ευκολότερη διασωλήνωση από την τραχειοστομία σε περίπτωση επείγοντος

ΚΕΦΑΛΑΙΟ 16:

Η χρήση της CT, της MRI και της PET στη διάγνωση και την παρακολούθηση του καρκίνου

Η Αξονική ή Υπολογιστική Τομογραφία (ComputedTomography, CT), η Μαγνητική Τομογραφία (MagneticResonanceImaging, MRI) και η Τομογραφία Εκπομπής Ποζιτρονίων (PositronEmissionTomography, PET) είναι μη επεμβατικές, ιατρικές απεικονιστικές εξετάσεις που επιτρέπουν την απεικόνιση των εσωτερικών δομών του σώματος. Χρησιμοποιούνται επίσης για την ανίχνευση του καρκίνου και την παρακολούθηση της προόδου του και της απάντησης στη θεραπεία.

Η MRI μπορεί να χρησιμοποιηθεί για τη διάγνωση του καρκίνου, τη σταδιοποίηση και το σχεδιασμό της θεραπείας. Το κύριο τμήμα των περισσότερων συστημάτων MRI είναι ένας μεγάλος κυλινδρικός ή σωληνωτός μαγνήτης. Χρησιμοποιώντας μη-ιονίζοντα κύματα ραδιοσυχνοτήτων, ισχυρούς μαγνήτες και έναν υπολογιστή, αυτή η τεχνολογία παράγει λεπτομερείς εικόνες διατομών του εσωτερικού του σώματος. Σε κάποιες περιπτώσεις, χρησιμοποιούνται σκιαστικά μέσα για να αναδείξουν συγκεκριμένες δομές στο σώμα. Αυτά τα σκιαστικά μπορούν να χορηγηθούν απευθείας στην κυκλοφορία, με μια σύριγγα με βελόνα, ή να καταποθούν, ανάλογα με τη υπό μελέτη περιοχή του σώματος. Με την MRI είναι δυνατόν να διακριθεί ο φυσιολογικός από τον παθολογικό ιστό και να αναδειχθούν με ακρίβεια όγκοι εντός του σώματος. Είναι επίσης χρήσιμη στην ανίχνευση μεταστάσεων.

Επιπλέον, η MRI παρέχει μεγαλύτερη αντίθεση μεταξύ των διαφόρων μαλακών ιστών του σώματος, από ότι η CT. Επομένως, είναι ιδιαίτερα χρήσιμη για την απεικόνιση του εγκεφάλου, της σπονδυλικής στήλης, του συνδετικού ιστού, των μυών και του εσωτερικού των οστών. Για τη διενέργεια της εξέτασης, ο ασθενής ξαπλώνει εντός μιας μεγάλης συσκευής που δημιουργεί μαγνητικό πεδίο, το οποίο ευθυγραμμίζει το μαγνητισμό των πυρήνων των ατόμων στο σώμα.

Η εξέταση της MRI είναι ανώδυνη. Κάποιοι ασθενείς αναφέρουν αίσθημα ήπιου έως σοβαρού άγχους και/ή ανησυχίας κατά τη διάρκεια της εξέτασης. Ένα ήπιο ηρεμιστικό μπορεί να δοθεί πριν από την εξέταση, σε όσους είναι κλειστοφοβικοί ή τους είναι δύσκολο να παραμείνουν ξαπλωμένοι και ακίνητοι για μεγάλα χρονικά διαστήματα. Τα μηχανήματα MRI παράγουν δυνατούς ήχους σαν κρότους, γδούπους και βουητά. Η χρήση ωτοασπίδων μπορεί να ελαττώσει την επίδραση του θορύβου.

Η CT είναι μια ιατρική απεικονιστική εξέταση που χρησιμοποιεί, επεξεργασμένες από υπολογιστή, ακτίνες-Χ για να δημιουργήσει εικόνες ή «τομές» συγκεκριμένων περιοχών του σώματος του ασθενούς. Αυτές οι διατομές χρησιμοποιούνται για διαγνωστικούς και θεραπευτικούς σκοπούς, σε πολλές ιατρικές ειδικότητες. Χρησιμοποιείται ψηφιακή υπολογιστική γεωμετρική επεξεργασία ενός μεγάλου αριθμού δισδιάστατων ακτινογραφιών, οι οποίες λαμβάνονται γύρω από έναν άξονα περιστροφής, για να παραχθεί μια τρισδιάστατη εικόνα, του εσωτερικού μιας περιοχής του σώματος ή ενός οργάνου. Για την ανάδειξη συγκεκριμένων δομών του σώματος μπορεί να χρησιμοποιηθούν σκιαστικά μέσα.

Η PET είναι απεικονιστική εξέταση πυρηνικής ιατρικής, η οποία δημιουργεί μια τρισδιάστατη εικόνα των λειτουργικών μεταβολικών διεργασιών στο σώμα. Χρησιμοποιεί μια ραδιενεργή ουσία που ονομάζεται «ιχνηθέτης», η οποία χορηγείται μέσω μιας φλέβας για να αναζητηθούν ασθένειες στο σώμα. Ο ιχνηθέτης ταξιδεύει μέσω του αίματος και αθροίζεται σε όργανα και ιστούς με υψηλή μεταβολική δραστηριότητα. Μία μόνο εξέταση PET μπορεί να απεικονίσει με ακρίβεια την κυτταρική λειτουργία ολόκληρου του ανθρώπινου σώματος.

Εφόσον μια εξέταση PET ανιχνεύει αυξημένη μεταβολική δραστηριότητα οποιασδήποτε αιτιολογίας, όπως ο καρκίνος, η λοίμωξη ή η φλεγμονή, δεν είναι αρκετά ειδική κι επομένως δεν μπορεί να προσφέρει διαφοροδιάγνωση μεταξύ αυτών. Αυτό μπορεί να οδηγήσει σε αμφιλεγόμενη ερμηνεία των αποτελεσμάτων και μπορεί να δημιουργήσει αβεβαιότητα, η οποία ίσως οδηγήσει σε περαιτέρω εξετάσεις που μπορεί να είναι περιττές. Επιπρόσθετα στην οικονομική επιβάρυνση που μπορεί να προκληθεί από κάτι τέτοιο, δημιουργείται άγχος και αναστάτωση στον ασθενή.

Είναι επίσης σημαντικό να αντιλαμβάνεται κανείς, πως αυτές οι εξετάσεις δεν είναι τέλειες και μπορούν μην απεικονίσουν ένα μικρό όγκο (μικρότερο από μια ίντσα ή 2,5 εκατοστά). Οποιαδήποτε απεικονιστική εξέταση θα πρέπει να συνοδεύεται από μια διεξοδική φυσική εξέταση.

Οι PET και οι CT γίνονται συχνά στην ίδια συνεδρία και από το ίδιο μηχάνημα. Ενώ η PET καταδεικνύει τη βιολογική λειτουργία του σώματος, η CT παρέχει πληροφορίες σχετικά με την περιοχή οποιασδήποτε αυξημένης μεταβολικής δραστηριότητας. Συνδυάζοντας αυτές τις δύο απεικονιστικές τεχνολογίες, ένας ιατρός μπορεί να αναγνωρίσει και διαγνώσει έναν υπάρχοντα καρκίνο με μεγαλύτερη ακρίβεια.

Η γενική σύσταση είναι να διενεργούνται λιγότερες εξετάσεις PET/CT, όσο μεγαλώνει το χρονικό διάστημα που έχει παρέλθει από τη χειρουργική επέμβαση, στην οποία αφαιρέθηκε ο καρκίνος. Γενικά, η PET/CT διενεργείται κάθε τρεις με έξι μήνες κατά τη διάρκεια του πρώτου έτους, στη συνέχεια κάθε έξι μήνες κατά τη διάρκεια του δεύτερου έτους και μετά μία φορά το χρόνο δια βίου. Αυτές οι συστάσεις, ωστόσο, δε βασίζονται σε μελέτες και αποτελούν τη γνώμη ή την ομόφωνη απόφαση των ειδικών. Εάν υπάρχει ανησυχία ή ύποπτα ευρήματα, πραγματοποιούνται περισσότερες εξετάσεις. Μολαταύτα, όταν προγραμματίζεται μια PET με ή χωρίς CT, θα πρέπει να σταθμίζεται το δυνητικό όφελος των πληροφοριών που θα προκύψουν, με τις επιβλαβείς συνέπειες της έκθεσης σε ιονίζουσα ακτινοβολία και/ή ακτίνες-Χ.

Κάποιες φορές οι ιατροί δε χρειάζονται μια PET, και παραγγέλνουν μόνο μια CT εστιασμένη στην υπόδιερεύνηση περιοχή. Μια τέτοια CT είναι πιο ακριβής εν συγκρίσει με μια συνδυασμένη PET/CT. Η πρώτη μπορεί επίσης να περιλαμβάνει την ένεση ενός σκιαστικού μέσου για υποβοήθηση της διάγνωσης του προβλήματος.

Σε κάποιες περιπτώσεις η CT δεν είναι βοηθητική, ειδικά σε εκείνους που έχουν εκτεταμένες οδοντιατρικές παρεμβάσεις, συμπεριλαμβανομένων σφραγισμάτων, στεφανών ή εμφυτευμάτων, τα οποία μπορούν να παρεμβληθούν στην ερμηνεία των δεδομένων. Η μη διενέργεια μιας CT γλυτώνει τον ασθενή από την έκθεση σε μια σημαντική ποσότητα ακτινοβολίας. Αντίθετα, μπορεί να γίνει μια MRI στην περιοχή.

Κατά την εκτίμηση των εξετάσεων, οι ακτινολόγοι συγκρίνουν τη νέα εξέταση με την παλιά ή τις παλιές, για να καθοριστεί εάν υπάρχουν μεταβολές. Κάτι τέτοιο μπορεί να είναι χρήσιμο για τον καθορισμό ύπαρξης νέας παθολογίας.

ΚΕΦΑΛΑΙΟ 17:

Επείγουσα αντιμετώπιση, καρδιοπνευμονική αναζωογόνηση (ΚΑΡΠΑ) και φροντίδα των λαρυγγεκτομηθέντων κατά τη διάρκεια της αναισθησίας

Επείγων αερισμός στους λαρυγγεκτομηθέντες και σε άλλους ασθενείς με τραχειοστομία

Οι λαρυγγεκτομηθέντες και άλλοι ασθενείς που αναπνέουν από τον τράχηλο μέσω τραχειοστομίας, βρίσκονται σε αυξημένο κίνδυνο να αντιμετωπιστούν ανεπαρκώς σε επείγουσα βάση, όταν έχουν αναπνευστική δυσχέρεια ή όταν χρειάζονται καρδιοπνευμονική αναζωογόνηση (ΚΑΡΠΑ). Το προσωπικό των τμημάτων επειγόντων περιστατικών (ΤΕΠ) και των υπηρεσιών άμεσης ιατρικής βοήθειας (ΕΚΑΒ) συχνά δεν αναγνωρίζει έναν ασθενή που αναπνέει από τον τράχηλο. Μπορεί να μην αναγνωρίσουν πώς να χορηγήσουν οξυγόνο με το σωστό τρόπο και ίσως χορηγηθεί εσφαλμένα αερισμός από το στόμα, ενώ ο ασθενής χρειάζεται να αεριστεί μέσω της τραχειοστομίας. Αυτό μπορεί να οδηγήσει σε συντριπτικές συνέπειες, στερώντας από τους ασθενείς το οξυγόνο που χρειάζονται για να επιβιώσουν.

Αρκετοί από το ιατρικό προσωπικό δεν είναι εξοικειωμένοι με την αντιμετώπιση του λαρυγγεκτομηθέντα, διότι η λαρυγγεκτομή είναι μια σχετικά σπάνια επέμβαση. Επί του παρόντος, οι λαρυγγικοί καρκίνοι ανιχνεύονται και αντιμετωπίζονται νωρίς. Μια ολική λαρυγγεκτομή ενδείκνυται, γενικά, μόνο για μεγάλους όγκους ή για όγκους που υποτροπιάζουν μετά την προηγηθείσα θεραπεία. Αυτή τη στιγμή, υπάρχουν μόνο περίπου 60,000 ασθενείς που έχουν υποβληθεί σε αυτή την επέμβαση στις Ηνωμένες Πολιτείες. Αυτό έχει ως αποτέλεσμα, οι πάροχοι επείγουσας αντιμετώπισης να έχουν λιγότερη επαφή από ποτέ με τους λαρυγγεκτομηθέντες.

Σε αυτό το κεφάλαιο περιγράφονται οι ιδιαίτερες ανάγκες των λαρυγγεκτομηθέντων και των υπόλοιπων ασθενών που αναπνέουν από τον τράχηλο, εξηγούνται οι ανατομικές αλλαγές μετά τη λαρυγγεκτομή, αναφέρεται ο τρόπος ομιλίας των λαρυγγεκτομηθέντων και πως να αναγνωρίζονται, εξηγείται ο τρόπος διάκρισης ανάμεσα σε ασθενείς που αναπνέουν αποκλειστικά ή μερικώς από τον τράχηλο και περιγράφονται οι διαδικασίες και ο εξοπλισμός που χρησιμοποιείται στον επείγοντα αερισμό τους.

Αιτίες αιφνίδιας αναπνευστικής δυσχέρειας στους λαρυγγεκτομηθέντες. Η πιο συχνή ένδειξη για λαρυγγεκτομή είναι ο καρκίνος κεφαλής και τραχήλου. Πολλοί λαρυγγεκτομηθέντες υποφέρουνεπίσης από άλλα ιατρικά προβλήματα, ως αποτέλεσμα της κακοήθειάς τους και της θεραπείας της, η οποία συχνά περιλαμβάνει ακτινοβολία, χειρουργική επέμβαση και χημειοθεραπεία. Οι λαρυγγεκτομηθέντες έχουν επίσης δυσκολίες στην ομιλία και πρέπει, ως εκ τούτου, να χρησιμοποιήσουν διάφορες μεθόδους επικοινωνίας.

Η πιο συχνή αιτία αιφνίδιας αναπνευστικής δυσχέρειας στους λαρυγγεκτομηθέντες είναι η απόφραξη του αεραγωγού εξαιτίας εισρόφησης ενός ξένου σώματος ή ενός βύσματος βλέννης. Οι λαρυγγεκτομηθέντες μπορεί να υποφέρουν επίσης από άλλες ιατρικές παθήσεις, συμπεριλαμβανομένων καρδιακών, αναπνευστικών και αγγειακών προβλημάτων, που σχετίζονται συχνά με την ηλικία.

Ολική λαρυγγεκτομή. Η ανατομία των λαρυγγεκτομηθέντων είναι διαφορετική από την ανατομία των ανθρώπων που δεν έχουν υποβληθεί σε αυτή την επέμβαση. Μετά την ολική λαρυγγεκτομή, ο ασθενής αναπνέει μέσω μιας τραχειοστομίας (ενός ανοίγματος της τραχείας στον τράχηλο). Δεν υπάρχει πια σύνδεση ανάμεσα στην τραχεία και το στόμα ή τη μύτη (Εικόνα 1). Μπορεί να είναι δύσκολο να αναγνωριστούν οι λαρυγγεκτομηθέντες, διότι πολλοί καλύπτουν την τραχειοστομία τους με αφρώδη επιθέματα, μαντήλια ή άλλα ενδύματα. Πολλοί εφαρμόζουν επίσης ένα φίλτρο ανταλλαγής θερμότητας και υγρασίας (HME) ή μια συσκευή ελεύθερη χειρών πάνω από την τραχειοστομία τους (Βλ. **Κεφάλαιο 9**, σελίδα 54 και σελίδα 58).

Μέθοδοι επικοινωνίας που χρησιμοποιούνται από τους λαρυγγεκτομηθέντες. Οι λαρυγγεκτομηθέντες χρησιμοποιούν μια ποικιλία μεθόδων επικοινωνίας (Βλ. **Κεφάλαιο 6**, σελ. 37), συμπεριλαμβανομένων του γραψίματος, της σιωπηρής άρθρωσης, της νοηματικής γλώσσας και τριών μεθόδων ομιλίας. Αυτές οι μέθοδοι είναι η οισοφάγειος ομιλία, η φωνητική πρόθεση δια ενός ΤΟΣ και η ηλεκτρονική λαρυγγική ομιλία (τεχνητή λαρυγγική συσκευή). Κάθε μία από αυτές τις μεθόδους υποκαθιστά τις δονήσεις που παράγονται από τις φωνητικές χορδές με μια άλλη πηγή, ενώ ο πραγματικός σχηματισμός των λέξεων πραγματοποιείται από τη γλώσσα και τα χείλη.

Διαφοροποίηση ασθενών με αποκλειστική ή μερική αναπνοή από τον τράχηλο. Είναι σημαντικό, το ιατρικό προσωπικό να μπορεί να διακρίνει τους ασθενείς που αναπνέουν μερικώς από τον τράχηλο από όσους αναπνέουν αποκλειστικά από αυτόν (λαρυγγεκτομηθέντες), διότι η διαχείριση της κάθε ομάδας είναι διαφορετική. Η τραχεία δε συνδέεται με τον ανώτερο αεραγωγό, σε όσους αναπνέουν αποκλειστικά από τον τράχηλο και η αναπνοή γίνεται μέσω της τραχειοστομίας. Αντίθετα, παρόλο που η τραχειοστομία είναι παρούσα σε ασθενείς με μερική αναπνοή από τον τράχηλο, παραμένει η σύνδεση ανάμεσα στην τραχεία και τον ανώτερο αεραγωγό (Εικόνα 5). Παρόλο που όσοι αναπνέουν μερικώς από τον τράχηλο, αναπνέουν κυρίως μέσω της τραχειοστομίας, είναι επίσης ικανοί να αναπνεύσουν από τη μύτη και το στόμα τους. Η ένταση της αναπνοής από τον ανώτερο αεραγωγό σε αυτά τα άτομα ποικίλλει.

Πολλοί ασθενείς που αναπνέουν μερικώς από τον τράχηλο, αναπνέουν μέσα από ένα σωλήνα τραχειοστομίας, ο οποίος μπορεί να προεξέχει από την τραχειοστομία και να δένεται γύρω από τον τράχηλο. Η αποτυχία αναγνώρισης ενός ασθενούς με μερική αναπνοή από τον τράχηλο μπορεί να οδηγήσει σε ακατάλληλη

Ασθενής με μερική αναπνοή από τον τράχηλο
(Αερισμός από τραχειοστομία και απόφραξη μύτης και στόματος)

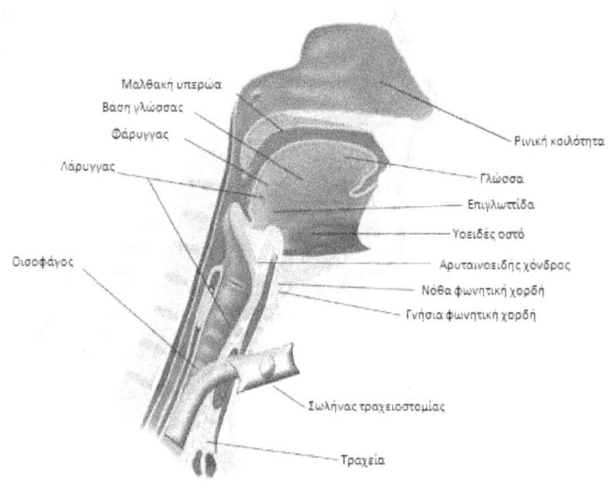

αντιμετώπιση.

Εικόνα 5: Ανατομία ασθενούς με μερική αναπνοή από τον τράχηλο

Προετοιμασία για επείγοντα αερισμό. Τα βήματα αναζωογόνησης ενός ασθενούς με αναπνοή από τον τράχηλο είναι:

1. Καθορισμός απόκρισης του ασθενούς
2. Ενεργοποίηση των επειγουσών ιατρικών υπηρεσιών
3. Τοποθέτηση του ασθενούς με ανύψωση των ώμων του
4. Αποκάλυψη του τραχήλου και αφαίρεση οποιουδήποτε αντικειμένου καλύπτει την τραχειοστομία όπως φίλτρα ή πανιά, τα οποία μπορούν να εμποδίσουν την πρόσβαση στον αεραγωγό
5. Εξασφάλιση του αεραγωγού στην τραχειοστομία και απομάκρυνση οποιουδήποτε αντικειμένου τον εμποδίζει, όπως ένα φίλτρο ή ένα ΗΜΕ
6. Καθαρισμός εκκρίσεων από την τραχειοστομία

Δεν είναι αναγκαίο να αφαιρεθεί η υποδοχή της τραχειοστομίας, εκτός εάν αποφράσσει τον αεραγωγό. Οι σωλήνες των λαρυγγεκτομηθέντων ή τα κομβία της τραχειοστομίας μπορούν να αφαιρεθούν με προσοχή. Η φωνητική πρόθεση δε θα πρέπει να αφαιρείται, εκτός και εάν αποφράσσει τον αεραγωγό, αφού γενικά δεν παρεμβάλλεται στην αναπνοή ή τις αναρροφήσεις. Εάν η πρόθεση έχει απαγκιστρωθεί, θα πρέπει να αφαιρείται και να αντικαθίσταται από ένα καθετήρα, ώστε να αποφεύγεται η εισρόφηση και η σύγκλειση του συριγγίου. Εάν υπάρχει, ο τραχειοσωλήνας μπορεί να χρειάζεται αναρρόφηση, μετά την έγχυση 2-5ml στείρου φυσιολογικού ορού ή να αφαιρεθεί εντελώς (τόσο τα εσωτερικά όσο και τα εξωτερικά τμήματα), ώστε να καθαριστούν τυχόν βύσματα βλέννης. Η τραχειοστομία θα πρέπει να σκουπίζεται και να αναρροφάται. Το επόμενο βήμα είναι να ακούσει κανείς για αναπνευστικούς ήχους από την τραχειοστομία. Εάν ο τραχειοσωλήνας είναι αποφραγμένος, ο θώρακας μπορεί να μην ανυψώνεται.

Εάν χρησιμοποιηθεί ένας τραχειοσωλήνας για αναζωογόνηση, θα πρέπει να είναι κοντύτερος από τον κανονικό, ώστε να ταιριάζει στο μήκος της τραχείας. Ο σωλήνας θα πρέπει να εισάγεται με προσοχή, ώστε να μην απαγκιστρώσει τη φωνητική πρόθεση. Κάτι τέτοιο μπορεί να απαιτήσει τη χρήση ενός σωλήνα με μικρότερη διάμετρο.

Εάν ο ασθενής αναπνέει φυσιολογικά, θα πρέπει να αντιμετωπίζεται όπως οποιοσδήποτε ασθενής με απώλεια συνείδησης. Εάν απαιτείται παρατεταμένη χορήγηση οξυγόνου, αυτό θα πρέπει να εφυγραίνεται.

Μπορεί να είναι δύσκολο να ανιχνευθεί αρτηριακός καρωτιδικός σφυγμός στον τράχηλο κάποιων λαρυγγεκτομηθέντων, εξαιτίας μετακτινικής ίνωσης. Κάποιοι ασθενείς μπορεί να μην έχουν αρτηριακό κερκιδικό σφυγμό, σε ένα από τα άκρα τους, εάν έχει ληφθεί ιστός από εκείνο το άκρο, για να χρησιμοποιηθεί ως ελεύθερος κρημνός για την ανακατασκευή του ανώτερου αεραγωγού.

Αερισμός των ασθενών με αποκλειστική αναπνοή από τον τράχηλο. Η ΚΑΡΠΑ, σε όσους αναπνέουν από τον τράχηλο, είναι γενικά όμοια με αυτή που διενεργείται σε φυσιολογικά άτομα, με μια μείζονα διαφορά. Στους ασθενείς που αναπνέουν από τον τράχηλο χορηγείται αερισμός και οξυγόνο από την τραχειοστομία. Αυτό μπορεί να γίνει με δια στόματος εμφύσηση στην τραχειοστομία ή χρησιμοποιώντας μια μάσκα οξυγόνου (μάσκα νηπίου/παιδιού ή μάσκα ενηλίκου στραμμένη κατά 90°) (Φωτογραφίες 4 και 5). Ο από του στόματος αερισμός δεν έχει καμία χρησιμότητα.

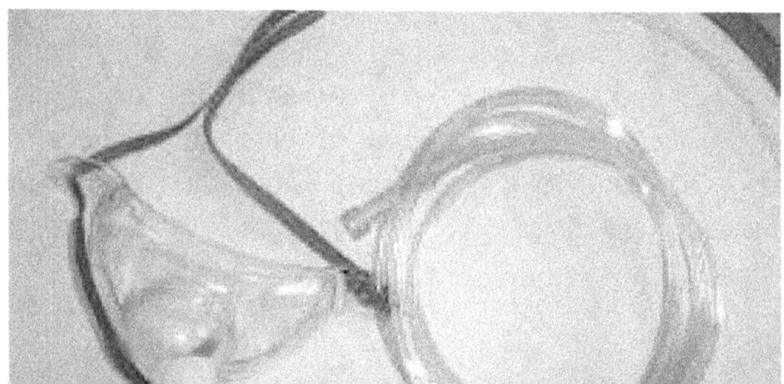

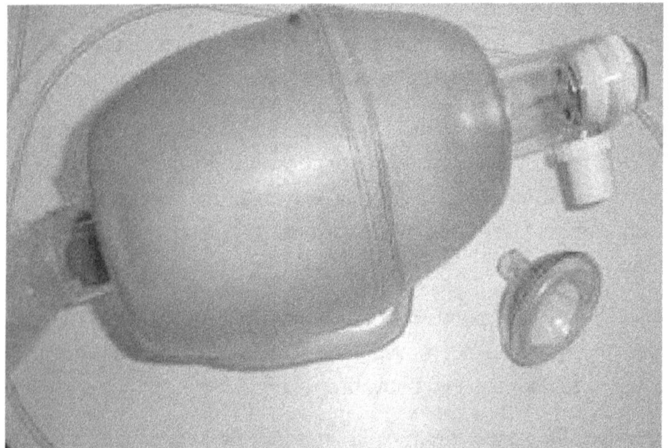

Φωτογραφία 5: Παιδική μάσκα με βαλβίδα και ασκό που χρησιμοποιείται στον επείγοντα αερισμό

Αερισμός των ασθενών με μερική αναπνοή από τον τράχηλο. Παρόλο που οι ασθενείς με μερική αναπνοή από τον τράχηλο εισπνέουν και εκπνέουν κυρίως από την τραχειοστομία τους, διατηρούν τη σύνδεση μεταξύ των πνευμόνων και του στόματος και της μύτης τους. Ως εκ τούτου, μπορεί να διαφύγει αέρας από το στόμα ή/και τη μύτη τους, ελαττώνοντας έτσι την αποτελεσματικότητα του αερισμού. Παρόλο που οι ασθενείς με μερική αναπνοή από τον τράχηλο μπορούν να λάβουν αερισμό από την τραχειοστομία τους, το στόμα τους θα πρέπει να παραμένει κλειστό και η μύτη τους σφραγισμένη, ώστε να εμποδίζεται η διαφυγή αέρα. Αυτό μπορεί να γίνει κρατώντας τη μύτη και το στόμα του ασθενούς σφικτά κλειστά.

Συμπερασματικά: Το προσωπικό των ΤΕΠ και του ΕΚΑΒ θα πρέπει να είναι σε εγρήγορση, ώστε να αναγνωρίζει όσους δεν αναπνέουν από τη μύτη και το στόμα τους. Η γνώση των παρόχων υγείας μπορεί να ποικίλλει μεταξύ των κοινοτήτων. Πολλοί πάροχοι υγείας δεν είναι εξοικειωμένοι με την αντιμετώπιση των ασθενών που αναπνέουν από τον τράχηλο, παρόλο που κάτι τέτοιο διδάσκεται στα σεμινάρια ΚΑΡΠΑ. Είναι κεφαλαιώδους σημασίας, το να μάθει το ιατρικό προσωπικό να αναγνωρίζει τους ασθενείς που αναπνέουν από τον τράχηλο και να διακρίνει εκείνους με αποκλειστική αναπνοή από αυτούς με μερική αναπνοή από τον τράχηλο. Θα πρέπει να γίνεται περιοδική εξάσκηση στην κατάλληλη χορήγηση οξυγόνου και αερισμού από την τραχειοστομία και στις συγκεκριμένες λεπτομέρειες της ΚΑΡΠΑ, για όσους αναπνέουν από τον τράχηλο. Η ιατρική κοινότητα και οι πάροχοι επειγουσών υπηρεσιών θα πρέπει να διατηρούν τη γνώση τους γύρω από την κατάλληλη αντιμετώπιση των ασθενών που αναπνέουν από τον τράχηλο, ώστε να παρέχεται αποτελεσματική αντιμετώπιση αυτών των ασθενών, σε επείγουσες καταστάσεις.

Τα αναπνευστικά προβλήματα που είναι μοναδικά για τους ασθενείς που αναπνέουν από τον τράχηλο, περιλαμβάνουν βύσματα βλέννης και εισρόφηση ξένου σώματος. Παρόλο που οι ασθενείς με μερική αναπνοή από τον τράχηλο εισπνέουν και εκπνέουν κυρίως από την τραχειοστομία τους, διατηρούν τη σύνδεση μεταξύ των πνευμόνων και του στόματος και της μύτης τους. Αντίθετα, δεν υπάρχει τέτοια σύνδεση στους ασθενείς με αποκλειστική αναπνοή από τον τράχηλο. Τόσο οι μεν όσο και οι δε θα πρέπει να αερίζονται από την τραχειοστομία. Ωστόσο, χρειάζεται να παραμένει κλειστό το στόμα και η μύτη σφραγισμένη στους ασθενείς με μερική αναπνοή από τον τράχηλο, ώστε να εμποδίζεται η διαφυγή αέρα. Μια νηπιακή ή παιδική μάσκα, με βαλβίδα και ασκό, θα πρέπει να χρησιμοποιείται στον αερισμό από την τραχειοστομία.

Εξασφάλιση επαρκούς επείγουσας αντιμετώπισης των ασθενών με αναπνοή από τον τράχηλο, συμπεριλαμβανομένων των λαρυγγεκτομηθέντων

Οι ασθενείς που αναπνέουν από τον τράχηλο βρίσκονται σε αυξημένο κίνδυνο να λάβουν ανεπαρκή θεραπεία, όταν αναζητούν επείγουσα ιατρική φροντίδα λόγω δύσπνοιας.

Οι ασθενείς που αναπνέουν από τον τράχηλο μπορούν να προλάβουν μια τέτοια συνθήκη:

1. Φορώντας ένα βραχιόλι που να τους ταυτοποιεί ως ασθενείς που αναπνέουν από τον τράχηλο
2. Φέροντας μια λίστα που να περιγράφει τις ιατρικές παθήσεις τους, τη φαρμακευτική τους αγωγή, τα ονόματα των ιατρών τους και τις πληροφορίες επικοινωνίας τους
3. Φέροντας ένα αυτοκόλλητο στο εσωτερικό των παραθύρων των αυτοκινήτων τους, που να τους ταυτοποιεί ως λαρυγγεκτομηθέντες. Η κάρτα περιέχει πληροφορίες σχετικά με τη φροντίδα τους σε περίπτωση επείγοντος.
4. Τοποθετώντας ένα σημείωμα στην εξώπορτά τους που να τους ταυτοποιεί ως ασθενείς με αναπνοή από τον τράχηλο

5. Χρησιμοποιώντας ένα λαρυγγόφωνο μπορεί να βοηθηθούν και να επικοινωνήσουν, ακόμα και σε επείγουσα βάση. Όσοι χρησιμοποιούν ένα ΤΟΣ για ομιλία, μπορεί να μην είναι σε θέση να μιλήσουν διότι το ΗΜΕ τους μπορεί να πρέπει να αφαιρεθεί.
6. Ενημερώνοντας τις τοπικές υπηρεσίες του ΕΚΑΒ, τα ΤΕΠ ή το αστυνομικό τμήμα πως είναι ασθενείς που αναπνέουν από τον τράχηλο και μπορεί να μην είναι σε θέση να μιλήσουν σε μια επείγουσα κατάσταση
7. Εξασφαλίζοντας πως το ιατρικό προσωπικό του τοπικού τους ΤΕΠ μπορεί να τους αναγνωρίσει ως ασθενείς με αναπνοή από τον τράχηλο

Επαφίεται στους λαρυγγεκτομηθέντες να βρίσκονται σε εγρήγορση και να αυξάνουν την επαγρύπνηση του ιατρικού προσωπικού και του ΕΚΑΒ στην περιοχή τους. Αυτό μπορεί να είναι ένα διαρκές καθήκον, καθώς η γνώση των παρόχων υγείας μπορεί να ποικίλλει και να μεταβάλλεται με το χρόνο.

Ένα βίντεο που εξηγεί τις μεθόδους, οι οποίες απαιτούνται για τη χορήγηση επείγουσας αναπνευστικής φροντίδας στους ασθενείς που αναπνέουν από τον τράχηλο, μπορεί να βρεθεί στη διεύθυνση: http://www.youtube.com/watch?v=YE-n8cgl77Q

Οι ασθενείς που αναπνέουν από τον τράχηλο μπορούν να μοιραστούν αυτή την παρουσίαση με τους παρόχους υγείας τους των επειγόντων (κοντινότερο ΤΕΠ και ΕΚΑΒ).

Υποβολή σε εξετάσεις ή σε χειρουργική επέμβαση ως λαρυγγεκτομηθείς

Το να υποβληθούν σε μια εξέταση (π.χ. μια κολονοσκόπηση) με καταστολή ή σε χειρουργική επέμβαση, είτε με τοπική είτε με γενική αναισθησία, είναι μια πρόκληση για τους λαρυγγεκτομηθέντες.

Δυστυχώς, το μεγαλύτερο μέρος του ιατρικού προσωπικού που αντιμετωπίζει τους λαρυγγεκτομηθέντες πριν, κατά τη διάρκεια και μετά τη χειρουργική επέμβαση, δεν είναι εξοικειωμένο με τη μοναδική τους ανατομία, τον τρόπο ομιλίας τους και τη διαχείριση του αεραγωγού τους, κατά τη διάρκεια και μετά την εξέταση ή την επέμβαση. Σε αυτούς περιλαμβάνονται νοσηλευτές, ιατρικοί τεχνολόγοι, χειρουργοί και ακόμη και αναισθησιολόγοι.

Συστήνεται επομένως στους λαρυγγεκτομηθέντες, να εξηγούν τις μοναδικές τους ανάγκες και την ανατομία τους εκ των προτέρων, σε όσους θα τους φροντίσουν. Μπορεί να είναι βοηθητική η χρήση επεξηγηματικών σχεδίων ή εικόνων. Όσοι φέρουν φωνητική πρόθεση, θα πρέπει να επιτρέπουν στον αναισθησιολόγο να επισκοπήσει την τραχειοστομία τους, με στόχο να κατανοήσει τη λειτουργία της και να μην την αφαιρέσει. Είναι βοηθητικό να παρασχεθεί στον αναισθησιολόγο το βίντεο, το οποίο δείχνει πώς να αερίζεται ένας ασθενής που αναπνέει από τον τράχηλο (δωρεάν διαθέσιμο μετά από επικοινωνία με την AtosMedicalInc.) ή ο σύνδεσμος για αυτό στο YouTube:

http://www.youtube.com/watch?v=YE-n8cgI77Q

Το ιατρικό προσωπικό θα πρέπει να κατανοήσει πως ένας ασθενής με ολική λαρυγγεκτομή, δεν έχει σύνδεση ανάμεσα στο στοματοφάρυγγα και την τραχεία και ως εκ τούτου ο αερισμός και η αναρρόφηση του αεραγωγού, πρέπει να γίνεται μέσω της τραχειοστομίας και όχι από τη μύτη ή το στόμα.

Το να υποβληθεί ένας λαρυγγεκτομηθείς σε μια επέμβαση με γενική ή τοπική αναισθησία είναι μια πρόκληση, διότι δεν είναι δυνατόν να μιλήσει με λαρυγγόφωνο ή φωνητική πρόθεση. Αυτό συμβαίνει επειδή η τραχειοστομία καλύπτεται από μια μάσκα οξυγόνου και τα χέρια του ασθενούς είναι, κατά κανόνα, δεσμευμένα. Ωστόσο, οι ασθενείς που χρησιμοποιούν οισοφάγειο ομιλία μπορούν να επικοινωνήσουν όταν η εξέταση ή η επέμβαση γίνεται υπό τοπική αναισθησία.

Είναι σημαντικό να συζητώνται με την ιατρική ομάδα, οι ιδιαίτερες απαιτήσεις του ασθενούς πριν από τη χειρουργική επέμβαση. Κάτι τέτοιο μπορεί να απαιτεί την επανάληψη αυτής της συζήτησης αρκετές φορές. Πρώτα με τους χειρουργούς, μετά με τον αναισθησιολόγο στην προεγχειρητική εκτίμηση και τελικά, την ημέρα της χειρουργικής επέμβασης, με την αναισθησιολογική ομάδα που θα βρίσκεται στην χειρουργική αίθουσα. Οποτεδήποτε υποβάλλεται σε ιατρικές εξετάσεις ή επεμβάσεις υπό τοπική αναισθησία, ο ασθενής μπορεί να συνεννοείται με τον αναισθησιολόγο για το πώς θα τον/την ειδοποιήσει σε περίπτωση πόνου ή σε ανάγκη αναρρόφησης. Μπορούν να βοηθήσουν σήματα με τα χέρια, νεύματα με το κεφάλι, ανάγνωση των χειλιών ή ήχοι παραγόμενοι με υποτυπώδη οισοφάγειο ομιλία.

Η χρήση των παραπάνω συστάσεων μπορεί να βοηθήσει τους λαρυγγεκτομηθέντες να λάβουν επαρκή φροντίδα.

Νέες κατευθυντήριες οδηγίες καρδιοπνευμονικής αναζωογόνησης (ΚΑΡΠΑ)

Οι νέες κατευθυντήριες οδηγίες του 2010 για την ΚΑΡΠΑ από την Αμερικανική Εταιρεία Καρδιάς (AmericanHeartAssociation) απαιτούν μόνο καρδιακές συμπιέσεις. Οι από του στόματος εμφυσήσεις δεν είναι πλέον απαραίτητες. Ο κύριος σκοπός των νέων κατευθυντήριων οδηγιών είναι να ενθαρρύνουν περισσότερους ανθρώπους, στο να προσφέρουν ΚΑΡΠΑ. Πολλά άτομα αποφεύγουν τις εμφυσήσεις στόμα - με – στόμα, διότι αισθάνονται αναστολές στο να αναπνεύσουν μέσα στο στόμα ή τη μύτη ενός άλλου. Η ώθηση που δίνουν οι νέες κατευθυντήριες οδηγίες είναι, πως είναι καλύτερο να κάνει κανείς μόνο τις θωρακικές συμπιέσεις από το να μην κάνει τίποτα.

Ένα επίσημο βίντεο, που επιδεικνύει την ΚΑΡΠΑ μόνο με χέρια, είναι διαθέσιμο στη διεύθυνση:

http://www.youtube.com/watch?v=zSgmledxFe8

Επειδή οι λαρυγγεκτομηθέντες δε μπορούν να χορηγήσουν από του στόματος αερισμό, οι παλιές κατευθυντήριες οδηγίες της ΚΑΡΠΑ τους απέκλειαν από το να προσφέρουν το αναπνευστικό μέρος της ΚΑΡΠΑ. Από τη στιγμή που οι νέες κατευθυντήριες οδηγίες δεν απαιτούν στόμα – με – στόμα εμφυσήσεις, οι λαρυγγεκτομηθέντες μπορούν κι εκείνοι να προσφέρουν ΚΑΡΠΑ. Ωστόσο, θα πρέπει να χρησιμοποιείται η παλιά μέθοδος της ΚΑΡΠΑ, χρησιμοποιώντας και αερισμό και καρδιακές συμπιέσεις, όποτε αυτό είναι δυνατόν. Αυτό οφείλεται στο γεγονός πως η μέθοδος των θωρακικών συμπιέσεων μόνο, δε μπορεί να διατηρήσει κάποιον για ένα μακρύ χρονικό διάστημα, από τη στιγμή που δεν υπάρχει καθόλου αερισμός των πνευμόνων.

Οι λαρυγγεκτομηθέντες που χρειάζονται ΚΑΡΠΑ μπορεί επίσης να χρειαστούν αερισμό. Μία από τις συχνές αιτίες αναπνευστικών προβλημάτων στους λαρυγγεκτομηθέντες είναι η απόφραξη αεραγωγού, εξαιτίας ενός ξένου σώματος ή ενός βύσματος βλέννης. Η αφαίρεση αυτών μπορεί να είναι ζωτικής σημασίας. Η αναζωογόνηση από την τραχειοστομία είναι σημαντική και είναι σχετικά ευκολότερο να χορηγηθεί από τον αερισμό στόμα – με – στόμα.

Οι λαρυγγεκτομηθέντες που αναπνέουν μέσω ενός ΗΜΕ και παρέχουν ΚΑΡΠΑ σε ένα άτομο, το οποίο βρίσκεται σε ανάγκη αναζωογόνησης, μπορεί να χρειαστεί να αφαιρέσουν προσωρινά το ΗΜΕ τους. Αυτό επιτρέπει στους λαρυγγεκτομηθέντες να εισπνέουν περισσότερο αέρα, καθώς χρειάζεται να προσφέρουν μέχρι και 100 θωρακικές συμπιέσεις ανά λεπτό.

ΚΕΦΑΛΑΙΟ 18:

Ταξιδεύοντας ως λαρυγγεκτομηθείς

Το να ταξιδεύει κανείς ως λαρυγγεκτομηθείς μπορεί να είναι μια πρόκληση. Το ταξίδι μπορεί να εκθέσει τον ταξιδιώτη σε άγνωστα μέρη, μακριά από τη ρουτίνα του και το ασφαλές του περιβάλλον. Οι λαρυγγεκτομηθέντες μπορεί να χρειάζεται να φροντίσουν τον αεραγωγό τους σε άγνωστες τοποθεσίες. Απαιτείται συνήθως προπαρασκευή, ώστε απαραίτητες προμήθειες να είναι διαθέσιμες κατά τη διάρκεια του ταξιδιού. Είναι σημαντικό να συνεχίζει κανείς να φροντίζει τον αεραγωγό του και άλλα ιατρικά ζητήματά του, ενώ ταξιδεύει.

Φροντίζοντας τον αεραγωγό κατά τη διάρκεια της πτήσης με εμπορικές αερογραμμές

Μια πτήση (ειδικά μια μεγάλης διάρκειας) με εμπορικές αερογραμμές παρουσιάζει πολλές προκλήσεις. Διάφοροι παράγοντες μπορούν να οδηγήσουν σε εν τω βάθει φλεβική θρόμβωση. Αυτές περιλαμβάνουν την αφυδάτωση (εξαιτίας χαμηλών επιπέδων υγρασίας στον αέρα της καμπίνας σε μεγάλο υψόμετρο), τα χαμηλότερα επίπεδα της πίεσης του οξυγόνου εντός του αεροπλάνου και την ακινησία του ασθενούς. Αυτοί οι παράγοντες, όταν συνδυαστούν, μπορούν να προκαλέσουν ένα θρόμβο αίματος στα κάτω άκρα. Όταν αυτός αποκολληθεί, μπορεί να κυκλοφορήσει με τη ροή του αίματος και να φτάσει στους πνεύμονες, όπου μπορεί να προκαλέσει πνευμονική εμβολή. Αυτή είναι μια σοβαρή επιπλοκή και μια επείγουσα ιατρική κατάσταση.

Επιπροσθέτως, τα χαμηλά επίπεδα υγρασίας στον αέρα μπορούν να ξηράνουν την τραχεία και οδηγήσουν σε δημιουργία βυσμάτων βλέννης. Οι αεροσυνοδοί, τυπικά, δεν είναι εξοικειωμένοι με τα μέσα χορήγησης αέρα σε ένα λαρυγγεκτομηθέντα, δηλαδή τη χορήγηση αέρα στην τραχειοστομία και όχι στο στόμα ή τη μύτη.

Αυτά τα μέτρα μπορούν να ληφθούν ώστε να αποφευχθούν δυνητικά προβλήματα:

- Κατανάλωση τουλάχιστον 200ml νερού κάθε δύο ώρες στο αεροπλάνο, συνυπολογίζοντας το χρόνο στο έδαφος
- Αποφυγή οινοπνευματωδών και καφεϊνούχων ποτών καθώς αυτά αφυδατώνουν
- Χρήση χαλαρών ρούχων
- Αποφυγή σταυρώματος των ποδιών στο κάθισμα, καθώς κάτι τέτοιο μπορεί να ελαττώσει την αιματική ροή στα κάτω άκρα
- Χρήση καλτσών συμπίεσης
- Ερώτηση στον ιατρό του σχετικά με τη λήψη ασπιρίνης πριν από την πτήση, για αποφυγή πήξης του αίματος, εάν κάποιος ανήκει σε κατηγορία υψηλού κινδύνου
- Διενέργεια ασκήσεων για τα πόδια, όρθια στάση και περπάτημα όποτε αυτό είναι δυνατό κατά την πτήση
- Κράτηση θέσης στην έξοδο κινδύνου, πίσω από τα διαχωριστικά ή στο διάδρομο ώστε να υπάρχει μεγαλύτερος χώρος για τα πόδια
- Επικοινωνία με τους/τις αεροσυνοδούς μέσω γραφής, εάν ο θόρυβος κατά τη διάρκεια της πτήσης καθιστά δύσκολη την ομιλία
- Εισαγωγή φυσιολογικού ορού εντός της τραχειοστομίας περιοδικά κατά τη διάρκεια της πτήσης, για να διατηρείται η τραχεία υγρή
- Τοποθέτηση ιατρικών προμηθειών, συμπεριλαμβανομένων του εξοπλισμού για τη φροντίδα της τραχειοστομίας και του λαρυγγόφωνου (εάν χρησιμοποιείται), σε ένα εύκολα προσβάσιμο μέρος στις χειραποσκευές (ο ανθεκτικός ιατρικός εξοπλισμός και οι προμήθειες επιτρέπεται να επιβιβαστούν, ως επιπλέον χειραποσκευή)
- Κάλυψη της τραχειοστομίας με ένα ΗΜΕ ή ένα νωπό πανί για να παρέχεται υγρασία
- Ενημέρωση των αεροσυνοδών για το ότι είναι κανείς λαρυγγεκτομηθείς

Αυτά τα μέτρα καθιστούν το αεροπορικό ταξίδι ευκολότερο και ασφαλέστερο για τους λαρυγγεκτομηθέντες και άλλους ασθενείς που αναπνέουν από τον τράχηλο.

Τι προμήθειες θα πρέπει να κουβαλά κανείς όταν ταξιδεύει;

Σε ένα ταξίδι, είναι χρήσιμο κανείς να έχει μαζί του όλες τις προμήθειες για τη διαχείριση του αεραγωγού του και τη φαρμακευτική του αγωγή, σε μία τσάντα προορισμένη γι' αυτά. Η τσάντα αυτή δε θα πρέπει να παραδίδεται και η πρόσβαση σε αυτήν θα πρέπει να είναι εύκολη.

Τα αντικείμενα που προτείνεται να περικλείονται στην τσάντα περιλαμβάνουν:

- Μια συγκεντρωτική κατάσταση των φαρμάκων που λαμβάνονται σε τακτική βάση, τις ιατρικές διαγνώσεις, τα ονόματα και τις πληροφορίες επαφής των παρόχων υγείας, μια παραπομπή σε λογοθεραπευτή και συνταγές για τη φαρμακευτική αγωγή
- Απόδειξη ιατρικής και οδοντιατρικής ασφάλισης
- Απόθεμα των λαμβανόμενων φαρμάκων
- Χαρτομάντηλα
- Τσιμπιδάκι, καθρέφτη, φακό (με επιπλέον μπαταρίες)
- Πιεσόμετρο (για όσους είναι υπερτασικοί)
- Φιαλίδια φυσιολογικού ορού
- Υλικά για την τοποθέτηση ενός HME (οινόπνευμα, Remove™, Skin-Tag™, κόλλα)
- Απόθεμα HME και των υποδοχών τους
- Το να φέρει κανείς ένα λαρυγγόφωνο (με επιπλέον μπαταρίες), ακόμη και εάν χρησιμοποιεί φωνητική πρόθεση, είναι χρήσιμο για την περίπτωση που δε μπορεί να μιλήσει
- Έναν ενισχυτή φωνής (εάν απαιτείται, με επιπλέον μπαταρίες ή φορτιστή)

Οι ασθενείς που χρησιμοποιούν φωνητική πρόθεση θα πρέπει επίσης να φέρουν αυτά τα αντικείμενα:

- Μια βούρτσα και ένα ασκό έκπλυσης για τον καθαρισμό της τραχειοοισοφαγικής φωνητικής πρόθεσης
- Έναν επιπλέον ελεύθερο χειρών HME και μια επιπλέον φωνητική πρόθεση
- Ένα κόκκινο καθετήρα Foley (για να τοποθετηθεί στο συρίγγιο της φωνητικής πρόθεσης σε περίπτωση που αυτή απαγκιστρωθεί)

Η ποσότητα των αντικειμένων εξαρτάται από τη διάρκεια του ταξιδιού. Μπορεί να είναι χρήσιμο να φέρει κανείς μαζί του πληροφορίες επικοινωνίας, για το λογοθεραπευτή και τον ιατρό του, στον τόπο του ταξιδιού.

Προετοιμασία ενός κιτ με σημαντικές πληροφορίες και υλικό

Οι λαρυγγεκτομηθέντες μπορεί να χρειαστούν επείγουσα και μη επείγουσα ιατρική φροντίδα σε ένα νοσοκομείο ή άλλη ιατρική δομή. Εξαιτίας της δυσκολίας τους να επικοινωνήσουν με το ιατρικό προσωπικό και να παράσχουν πληροφορίες, ειδικά όταν βρίσκονται σε δυσφορία, είναι βοηθητικό να έχουν προετοιμάσει ένα κουτί ή ένα φάκελο με αυτές τις πληροφορίες. Επιπροσθέτως, είναι χρήσιμο να φέρουν ένα κιτ που να περιέχει τα αντικείμενα και τις προμήθειες που απαιτούνται, για να διατηρεί κανείς την ικανότητά του να επικοινωνεί και φροντίζει την τραχειοστομία του. Το κιτ αυτό θα πρέπει να φυλάσσεται σε μέρος εύκολα προσβάσιμο σε περίπτωση επείγοντος.

Το κιτ θα πρέπει να περιέχει τα εξής:

- Μια ενημερωμένη, τρέχουσα συγκεντρωτική κατάσταση του ιατρικού και φαρμακευτικού ιστορικού, των αλλεργιών και των διαγνώσεων
- Μια ενημερωμένη λίστα των φαρμάκων που λαμβάνονται και των αποτελεσμάτων όλων των επεμβάσεων, των απεικονίσεων και των εργαστηριακών εξετάσεων. Αυτές μπορούν να τοποθετηθούν σε ένα δίσκο ή ένα φορητό δισκάκι USB (φλασάκι).
- Πληροφορίες και απόδειξη ιατρικής ασφάλισης
- Πληροφορίες (τηλέφωνο, e-mail, διεύθυνση) του/των ιατρού/ών, του λογοθεραπευτή, των μελών της οικογένειας και των φίλων του λαρυγγεκτομηθέντα
- Μια εικόνα ή ένα σχέδιο της πλάγιας όψης του τραχήλου που εξηγεί την ανατομία του ανώτερου αεραγωγού του λαρυγγεκτομηθέντα και πού εντοπίζεται η φωνητική πρόθεση (εάν υπάρχει)
- Ένα σημειωματάριο και στυλό
- Ένα λαρυγγόφωνο με επιπλέον μπαταρίες (ακόμη και γι' αυτούς που χρησιμοποιούν φωνητική πρόθεση)
- Ένα κουτί με χαρτομάντηλα
- Ένα μικρό απόθεμα με φιαλίδια φυσιολογικού ορού, φίλτρα ΗΜΕ, υποδοχές ΗΜΕ και τα υλικά που απαιτούνται για την εφαρμογή και απομάκρυνσή τους (π.χ. οινόπνευμα, Remove™, Skin-Tag™, κόλλα) καθώς και τα υλικά για τον καθαρισμό της φωνητικής πρόθεσης (βούρτσα, ασκό έκπλυσης)
- Τσιμπιδάκι, καθρέφτη, φακό (με επιπλέον μπαταρίες)

Το να έχει κανείς αυτά τα αντικείμενα διαθέσιμα, όταν αναζητά επείγουσα ή τακτική φροντίδα, μπορεί να είναι ζωτικής σημασίας.

Παράρτημα

Χρήσιμες πηγές:

Πληροφορίες για τον καρκίνο κεφαλής και τραχήλου από την AmericanCancerSociety: http://www.cancer.gov/cancertopics/types/head-and-neck/

Σελίδα υποστήριξης του Ηνωμένου Βασιλείου για τον καρκίνο κεφαλής και τραχήλου:
http://www.macmillan.org.uk/Cancerinformation/Cancertypes/Larynx/Laryngealcancer.aspx#.UJGZu8V9Ixg

International Association of Laryngectomees: http://www.theial.com/ial/

Oral Cancer Foundation: http://oralcancerfoundation.org/

Mouth Cancer Foundation: http://www.mouthcancerfoundation.org/

Support for People with Oral and Head and Neck Cancer: http://www.spohnc.org/

Μια ιστοσελίδα που περιέχει χρήσιμους συνδέσμους για λαρυγγεκτομηθέντες και άλλους ασθενείς με καρκίνο κεφαλής και τραχήλου:

http://www.bestcancersites.com/laryngeal/

Head and Neck Cancer Alliance: http://www.headandneck.org/

Κοινότητα Υποστήριξης του Head and Neck Cancer Alliance: http://www.inspire.com/groups/head-and-neck-cancer-alliance/

WebWhispers: http://www.webwhispers.org/

Η ενημερωτική ιστοσελίδα του ItzhakBrookMD – MyVoice: http://dribrook.blogspot.com/

Brook I. My Voice: A Physician's Personal Experience with Throat Cancer. Createspace, Charleston SC, 2009. ISBN:1-4392-6386-8 http://www.createspace.com/900004368

Ομάδεςλαρυγγεκτομηθέντωνστο Facebook (Αγγλικά):

Throat and Oral Cancer Survivors

Laryngectomy Support

Survivors of Head and Neck Cancer

Larynx laryngeal Cancer Information and Support

Support for People with Oral and Head and Neck Cancer (SPOHNC)

Κατάλογος των κυριότερων ιατρικών προμηθευτών για λαρυγγεκτομηθέντες:

Atos Medical: http://www.atosmedical.us/

Bruce Medical Supplies: http://www.brucemedical.com/

Fahl Medizintechnik: http://www.fahl-medizintechnik.de/

Griffin Laboratories: http://www.griffinlab.com/

InHealth Technologies: http://store.inhealth.com/

Lauder The Electrolarynx Company: http://www.electrolarynx.com/

Luminaud Inc.: http://www.luminaud.com/

Romet Electronic larynx: http://www.romet.us/

Ultravoice: http://www.ultravoice.com/

Σχετικά με το συγγραφέα

Ο Δρ. ItzhakBrook είναι ένας ιατρός που ειδικεύεται στην Παιδιατρική και τη Λοιμωξιολογία. Είναι Καθηγητής Παιδιατρικής στο GeorgetownUniversity της Ουάσιγκτον και οι τομείς εξειδίκευσής του είναι οι αναερόβιες λοιμώξεις και οι λοιμώξεις της κεφαλής και τραχήλου, συμπεριλαμβανομένης της ρινοκολπίτιδας. Έχει διεξαγάγει εκτεταμένη έρευνα στις λοιμώξεις της αναπνευστικής οδού και στις λοιμώξεις μετά την έκθεση σε ιονίζουσα ακτινοβολία. Ο Δρ. Brook υπηρέτησε στο Πολεμικό Ναυτικό των Η.Π.Α. για 27 έτη. Είναι συγγραφέας έξι ιατρικών διδακτικών βιβλίων, 135 κεφαλαίων σε ιατρικά βιβλία και πάνω από 750 επιστημονικών δημοσιεύσεων. Είναι εκδότης σε τρία και βοηθός εκδότη σε τέσσερα ιατρικά περιοδικά. ΟΔρ. Brook είναιοσυγγραφέαςτων "My Voice - a Physician's Personal Experience with Throat Cancer" και "In the Sands of Sinai - a Physician's Account of the Yom-Kippur War". Είναι μέλος του Διοικητικού Συμβουλίου της HeadandNeckCancerAlliance. Ο Δρ.Brook έλαβε το 2012 το βραβείο J. ConleyMedicalEthicsLectureship από την Αμερικανική Ακαδημία Ωτορινολαρυγγολογίας – Χειρουργικής Κεφαλής και Τραχήλου. Ο Δρ. Brookδιαγνώστηκε με καρκίνο στο φάρυγγα το 2006.